超声正常值测量备忘录

第2版

主　编　杜起军　崔立刚
主　审　王金锐
编　者　（以章节为序）
闫敏芳　赵　波　任路平
程　辉　佟乃珲　杨国庆
郭　玲　牛怡芳　刘　舲
陈　炜　牛惠萍　王俊彦
杜起军　谢媛媛　秦冰娜
王玲玲　刘　军　崔立刚

科学出版社
北　京

内 容 简 介

作为一本深受读者喜爱，也是年轻超声医师的必备参考书，《超声正常值测量备忘录》初版5年后，终于迎来了第2版的出版。第2版沿袭初版的写作体例，对前5章内容做了局部调整和增删，根据临床应用增设了新的，即第6章肌肉骨骼系统的内容，使其更加贴近临床需求。

全书共六章，分腹腔脏器与消化道、泌尿生殖系统、妇产科、心脏、血管及浅表器官、肌肉骨骼系统六个方面，阐述了正常情况下，腹部各脏器的标准测量切面、正常测量值、扫查方法、解剖知识复习及相关知识链接等内容；子宫、卵巢的正常测量切面和测量值及妇科多普勒超声的相关知识；早期妊娠、中晚期妊娠的各个测量切面正常值，以及胎盘和脐带、羊水、宫颈等的测量；二维、M型、多普勒超声心动图和组织多普勒显像、心功能评估以及肺动脉压的测量知识；腹部血管、颈部血管以及乳腺、甲状腺、涎腺、淋巴结和眼球的测量知识；以及全身六个关节的相关知识等。

本书内容简明实用，图形直观清晰，非常适合超声医师随身携带并参考查阅，是超声医师必备的工具书。

图书在版编目（CIP）数据

超声正常值测量备忘录/杜起军，崔立刚主编.—2版.—北京：科学出版社，2018.6
ISBN 978-7-03-057966-9

Ⅰ.①超…　Ⅱ.①杜…　②崔…　Ⅲ.①超声波诊断　Ⅳ.①R445.1

中国版本图书馆CIP数据核字(2018)第131567号

责任编辑：郭　颖　郭　威/责任校对：严　娜
责任印制：霍　兵/封面设计：龙　岩

科 学 出 版 社 出版

北京东黄城根北街16号
邮政编码：100717
http://www.sciencep.com

三河市春园印刷有限公司印刷
科学出版社发行　各地新华书店经销

*

2018年6月第　二　版　开本：889×1194　1/32
2024年12月第十次印刷　印张：8
字数：296 000

定价：48.00 元
（如有印装质量问题，我社负责调换）

第 2 版前言

时光飞逝，距离本书第一次出版，转眼已有五个年头。五年间，这本手册已成为青年超声医师及医学院校学生常置于案头的一本答疑解惑书。当时做这项工作的初衷，本就是希望通过点滴的积累而成书，让超声同仁能与之为友，在书香中共同成长。令人欣慰的是，我们真的做到了。走笔至此，回想整个编排过程，细览深研，对文字内容进行一次次细致斟酌和调整，直至最后定稿、付梓，当崭新挺括的纸质书呈现于眼前时，一份久违的充实感盈满心中，一路辛苦已化为心生欢喜。而之前整理书稿的过程，更是一种系统梳理自己的知识点及过往经验与记忆的过程，收获良多，许多疑惑已成顿悟。

承蒙读者厚爱，本手册一版 7 印。在出版社郭威编辑的大力支持与鼓励下，我们开始了再版的前期酝酿。增加了部分新知识、新进展等一些重要内容，使本版结构更加完善，内容更加丰富、实用。

新版本中增加了肌肉骨骼超声这一新章节，本章节遵循基础、规范、简明、实用的原则，对各个关节的检查体位、扫查手法、正常声像图特征进行了翔实地阐述，也延续了本书的独有风格，将相关链接部分拓展开来，充分展示更多的临床相关知识，这种由点及面的学习方式使读者能够尽快掌握相关结论，免去了学习过程中再去查阅一些相关书籍的不便。

我们的编写过程，遵循简约、平实和内蕴十足的原则，我们于表达中倾听着，渴望得到同仁的回音。

张超军 崔立刚

2018 年 5 月

第 1 版前言

　　超声正常值测量是超声诊断中的重要环节之一，除要求操作者熟知正常值外，还须在标准切面上获取。近年来，超声技术迅猛发展，新技术、新参数纷纷推出，基层超声医师在不断更新知识的同时还须掌握多学科的超声诊断。针对这一实际情况，我们五年前曾经编写过一本这方面的手册，深受广大基层超声医师的欢迎。如今五年过去了，超声医学有了长足的发展，在正常值方面也出现了一些新的变化，同时，我们对这方面工作有了新的认识、新的想法，这一想法和人民军医出版社选题不谋而合。

　　三年前我们曾主编《超声诊断临床备忘录》（人民军医出版社出版），该书主要记述了全身各系统器官常见疾病的超声诊断要点和相关的临床及基础知识，受到了全国知名超声专家的好评和广大超声医师的欢迎。作为姊妹篇，本书主要记述超声正常值、标准切面及其测量方法，与《超声诊断临床备忘录》一书形成互补。

　　本书内容包括超声测量正常值及测量标准切面，同时本着求新、求准、求简（洁）、求实（用）的原则，设有"解剖知识复习""相关链接"，帮助读者结合解剖等知识对复杂枯燥的超声数据加以理解和记忆，内容的选择上力求涵盖超声医师工作中想要知道的和应该知道的相关知识。

　　本书仍由我国著名超声医学专家、博士生导师、北京大学第三医院超声科王金锐教授担任主审。两年来，山西医科大学附属长治医院超声科全体人员查阅大量资料、分组合作，突出各自专业特长，互相支持，互相勉励，按时交稿。书稿的完成是他们辛勤劳动的结晶。

　　感谢医院领导和其他同事给予我们的大力支持，同时向北京大学第三医院超声科王金锐教授对本书付出的劳动表示崇高的敬意，向内蒙古鄂尔多斯中心医院王淑敏教授表示谢意，感谢她对我们书稿进行认真审校，并提出宝贵的修改意见。本书在编写过程中始终得到了人民军医出版社郭威编辑的热情指导，在此一并深深感谢！

　　由于知识和时间有限，本书不足之处望各位超声界同仁不吝赐教！

杜起军 崔立刚

2013 年春

目 录

第1章 腹腔脏器与消化道

第一节 肝

一、肝右叶最大斜径

标准测量切面见图1-1。

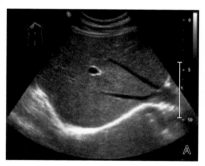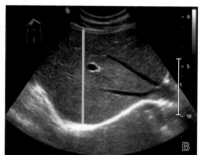

图1-1 肝右叶最大斜径标准测量切面

A.标准切面；B.测量方法

正常值

肝右叶最大斜径：10 ～ 14cm。

小儿肝右叶超声检查正常值见表1-1。

扫查方法

● 患者仰卧位，将探头（频率：2.5 ～ 5.0MHz）置于右肋缘下，声束指向右肩。

● 深吸气后显示肝右静脉长轴并见其汇入下腔静脉（即第二肝门区），可见弧度清晰的右膈肌。

● 测量肝表面至横膈内缘之间的最大垂直距离。

表1-1　小儿肝右叶超声检查正常值（$\bar{x} \pm s$，cm）

组别	右叶	
	前后径	上下径
新生儿	5.51 ± 0.95	6.46 ± 1.01
1个月至1岁	6.25 ± 1.14	7.44 ± 0.88
1 ~ 3岁	6.62 ± 0.49	8.83 ± 0.38
3 ~ 7岁	7.14 ± 0.64	9.52 ± 0.80
7 ~ 12岁	8.05 ± 1.11	10.33 ± 1.07

解剖知识复习
● 该切面重要解剖结构见图1-2。

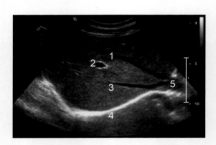

图1-2　肝右叶标准测量切面重要解剖结构
1.肝中静脉；2.门静脉右前叶支；3.肝右静脉；4.膈肌；5.下腔静脉

● 临床用三点法标定肝体表投影。
①最高点（第1点）：右锁骨中线与第5肋骨的交点。
②最低点（第2点）：右腋中线与第10肋骨下1.5cm处的交点。
③左侧缘点（第3点）：左侧第6肋软骨距正中线5cm处。
● 新生儿肝占腹腔体积的1/2，右下缘可低于右肋弓，但不超过2cm。
● 第一肝门：即横沟，是胆管、肝门静脉、肝固有动脉、淋巴管、神经出入的门户。
①肝左管和肝右管通常在前，汇合点最高。
②左右肝门静脉分支在后，分叉稍低。
③肝固有动脉的左右分支居中，分叉点最低。
● 第二肝门：肝膈面下腔静脉沟，是肝静脉与下腔静脉汇合处。在第一肝门上方约5cm处。

● 第三肝门：右后肝静脉和尾状叶的小静脉出肝的部位，出肝后直接汇入下腔静脉。

● Glisson系统：包括肝门静脉、肝动脉、胆管，三者在肝内走行一致，由第一肝门进入肝，并被共同的结缔组织鞘（Glisson膜）包裹。

● 门静脉系统：见图1-3。

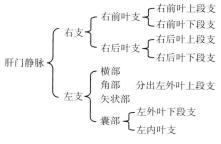

图1-3　门静脉系统

● 肝静脉系统

①肝左静脉：引流左外叶静脉血。其主支位于左段间裂，为左外叶上、下段分界标志。

②肝中静脉：引流左内叶及部分右前叶静脉血，其主干近端2/3位于肝中裂内，是左内叶与右前叶分界标志。

③肝右静脉：引流右后叶和部分右前叶静脉血，其主干位于右叶间裂，是右前叶与右后叶分界标志。

● 三支肝静脉与下腔静脉的位置关系见图1-4。

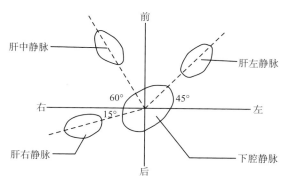

图1-4　三支肝静脉与下腔静脉的位置关系

二、肝左叶上下径及前后径

肝左叶标准测量切面见图 1-5。

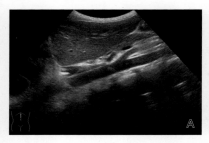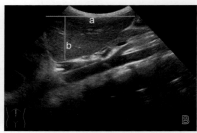

图 1-5　肝左叶标准测量切面

A.标准切面；B.测量方法

正常值

上下径（a）：≤ 9.0cm。

前后径（b）：≤ 6.0cm。

婴幼儿肝左叶超声测量正常参考值见表 1-2。

表 1-2　小儿肝左叶超声测量正常参考值（$\bar{x} \pm s$，cm）

组别	左叶	
	前后径	上下径
1个月至1岁	3.17 ± 0.29	4.71 ± 0.74
1 ~ 3 岁	3.81 ± 0.24	5.50 ± 0.40
3 ~ 7 岁	4.37 ± 0.38	5.97 ± 0.47
7 ~ 12 岁	4.53 ± 0.54	6.55 ± 0.69

扫查方法

● 探头长轴置于剑突下略偏左与腹壁垂直，声束指向腹后壁。

● 显示肝左叶上方的膈肌、肝左叶下角和后方的腹主动脉长轴。

● 前后径：肝表面至腹主动脉前肝后缘的最大垂直距离。

● 上下径：肝左叶顶部膈面至肝左叶下缘角的最大垂直距离。

解剖知识复习

● 该切面重要解剖结构见图 1-6。

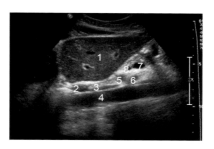

图 1-6 肝左叶标准测量切面重要解剖结构

1.肝左叶；2.腹段食管；3.膈脚；4.腹主动脉；5.腹腔干；6.肠系膜上动脉；7.脾静脉；8.肝总动脉

● 腹主动脉分支见图 1-7。

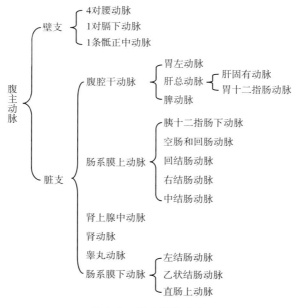

图 1-7 腹主动脉分支

● 肠系膜上静脉与脾静脉于胰颈部后方汇合成肝门静脉。

● 左肾静脉穿行于腹主动脉与肠系膜上动脉之间，如后两者夹角过小，则形成"胡桃夹"现象。如果临床表现为血尿或直立性蛋白尿、腹痛、男性精索静脉曲张等，则诊断为胡桃夹综合征。

相关链接

● 肝其他径线测量包括肝右叶前后径、横径、上下径测量，由于其标准测量断面的有关标志不清楚，或不易获得标准断面，且存在测值重复性差或不可靠的问题，故一般不纳入常规测量范围。

● 正常肝大小测量值与个体差异、高矮胖瘦有关，影响因素较多，超声测量值可能会发生误差，故肝径线的测量应坚持在标准体位和标准断面上进行。

● 肝形态不规则，同一部位声束稍倾斜测量值即有不同；吸气时肝左叶较长，厚度略小，呼气时则稍短而略厚。

● 评估肝增大，除参考肝上述测量值外，需要考虑以下因素。

①正常肝上界位于右锁骨中线第5肋间，平静呼吸时右肝下缘在肋下不能触及。如肝超过上述上、下界范围，且测量值明显增大，则考虑肝增大。

②肝右叶下缘超过右肾下极（Riedel叶除外）。

③肝下缘变钝。

④肝左外叶向左延伸至脾上方。

● 肝尾状叶测量：在下腔静脉前方和静脉韧带后方显示肝尾状叶的纵切声像图（图1-8A），测量其上下径、前后径；转动探头显示尾状叶的横切声像图，测量左右径（图1-8B），正常值见表1-3。

①上下径（a）：尾状叶上缘顶点至下缘最大距离。

②前后径（b）：与上下径垂直的前后缘的最大距离。

③左右径（c）：于左侧界静脉韧带至右侧界下腔静脉之间的最大距离。

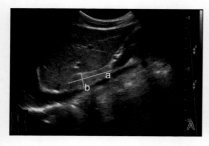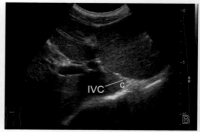

图1-8 肝尾状叶测量

A.上下径、前后径测量方法；B.左右径测量方法；IVC.下腔静脉

表1-3　肝尾状叶正常参考值（$\bar{x} \pm s$，cm）

性别	上下径	前后径	左右径
男	5.27 ± 0.44	2.10 ± 0.28	5.56 ± 0.42
女	5.30 ± 0.46	1.97 ± 0.24	5.34 ± 0.39

引自：卓晓英，等.2006.成年人正常肝尾状叶超声测量

● 肝尾状叶增大常见于以下情况。
① Budd-Chiari综合征。
② 结节性肝硬化。
③ 原发性肝良性和恶性肿瘤。
④ 继发性肝肿瘤等肝病。

三、肝分段

● 肝常用分段法。
① 按Glisson系统肝内分支分布划分的五叶六段法。
② 库氏（Couinand）八段划分法。
● 两种常用分段法比较见表1-4。

表1-4　两种肝常用分段法比较

	按Glisson系统肝内分支分布的划分法	库氏分段法
左半肝	左外叶上段	左外叶上段（S2）
	左外叶下段	左外叶下段（S3）
	左内叶	左内叶（S4）
	尾状叶左段	尾状叶（S1）
	尾状叶右段	
右半肝	右前叶	右前叶上段（S8）
		右前叶下段（S5）
	右后叶上段	右后叶上段（S7）
	右后叶下段	右后叶下段（S6）

● 现国际通用库氏（Couinand）肝分段法，结合Glisson系统和肝静脉系统分布，将肝的左右两半肝分为八区，以肝段（segment，S）命名（图1-9）。

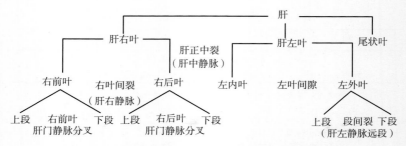

图 1-9 库氏肝分段法 + Glisson 系统 + 肝静脉系统分段

肝左内、外叶分界标志除左叶间裂外，尚有肝左静脉近段、肝圆韧带及肝门静脉左支矢状部；尾状叶与左内叶分界标志为肝门静脉左支横部；尾状叶与左外叶分界标志为静脉韧带

● 临床意义：库氏分段法对肝外科具有重要意义。由于每一肝段接受Glisson 系统的一个分支，特别是其中相对独立的肝门静脉系统的分支，所以每一肝段均可视作一个外科切除单位。临床上根据病变情况可做最小范围的切除，以尽可能保留正常肝组织。

● 肝脏面观：以 S1 为起始，逆时针方向依次排列至 S7（看不到 S8）。

● 肝膈面观：以 S2 为起始，顺时针方向依次排列至 S8（看不到 S1）。

● 解剖学依据：肝静脉分支是肝分叶和分段的分界标志，即"界标"。肝门静脉分支是肝分叶和分段的指示标志，即"示标"。

肝各常规切面分段图解

（一）纵 断 面

1. 肝 - 右肾纵断面（图 1-10）

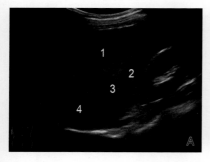
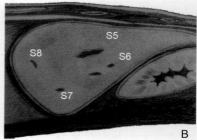

图 1-10 肝 - 右肾纵断面

A. 标准切面；B. 分段示意图；1. 肝右静脉；2. 肝门静脉右后叶下段支；3. 肝门静脉右后叶支；4. 肝门静脉右后叶上段支

2. 肝 - 胆囊纵断面（图 1-11）

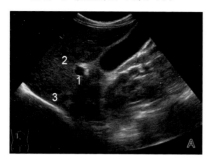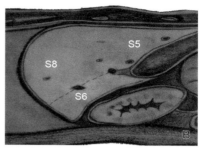

图 1-11　肝 - 胆囊纵断面

A. 标准切面；B. 分段示意图；1. 肝门静脉右支；2. 肝门静脉右前叶支；3. 肝右静脉

3. 沿腹主动脉纵断面（图 1-12）

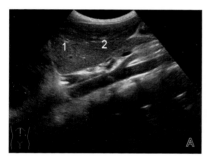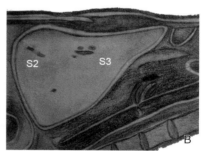

图 1-12　沿腹主动脉纵断面

A. 标准切面；B. 分段示意图；1. 肝门静脉左外叶上段支；2. 肝门静脉左外叶下段支

（二）横 切 面

1. 高位肝横断面（图 1-13）

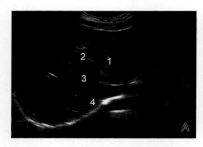 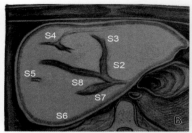

图1-13 高位肝横断面

A.标准切面；B.分段示意图；1.肝左静脉；2.肝门静脉左支；3.肝中静脉；4.肝右静脉

2.通过第一肝门横断面（图1-14）

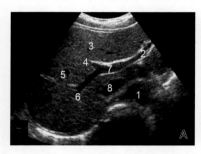 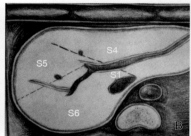

图1-14 通过第一肝门横断面

A.标准切面；B.分段示意图；1.腹主动脉；2.肝门静脉右支；3.肝中静脉；4.肝门静脉右前叶支；5.肝右静脉；6.肝门静脉右后叶支；7.肝门静脉右支；8.下腔静脉

3.经肝切迹横断面（图1-15）

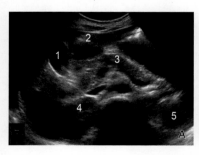 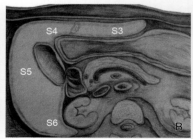

图1-15 经肝切迹横断面

A.标准切面；B.分段示意图；1.胆囊；2.肝圆韧带；3.胰腺；4.右肾；5.左肾

（三）右肋间斜切面

1.经肝门静脉左支矢状部右肋间斜切面（图1-16）

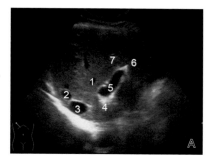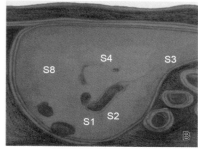

图1-16 右肋间斜切面

A.标准切面；B.分段示意图；1.肝中静脉；2.肝右静脉；3.下腔静脉；4.静脉韧带；5.肝门静脉左支矢状部；6.肝圆韧带；7.肝门静脉左内叶支

2.经胆总管长轴斜切面（图1-17）

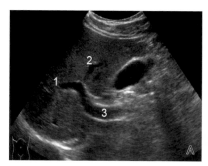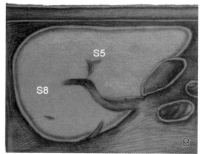

图1-17 经胆总管长轴斜切面

A.标准切面；B.分段示意图；1.肝门静脉右前叶上段支；2.肝门静脉右前叶下段支；3.肝门静脉

3.经右肋间肝-肾切面（图1-18）

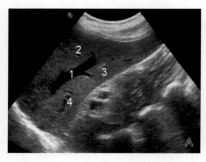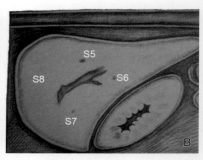

图1-18　经右肋间肝-肾切面

A.标准切面；B.分段示意图；1.肝右静脉；2.肝门静脉右前叶下段支；3.肝门静脉右后叶下段支；4.肝门静脉右后叶上段支

四、肝常见变异结构

1.肝粗大膈肌束（图1-19）

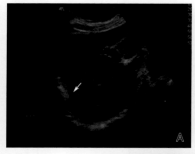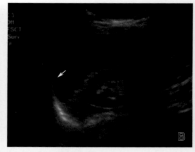

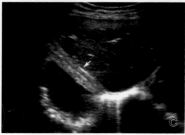

图1-19　肝粗大膈肌束

A.箭头：膈肌束短轴切面；B.箭头：膈肌束短轴切面；C.箭头：膈肌束长轴切面

相关链接

● 膈为位于胸、腹腔之间的薄扁阔肌，呈穹隆状自腹腔凸向胸腔，既构成腹腔的顶，又成为胸腔的底。

● 膈由腱性部和肌性部组成，中心为腱膜（中心腱），周边为肌性部。

● 膈肌是主要的吸气肌，在吸气时下降，但此时只有中央部活动，周边部由于肌的起点被固定于胸廓下口的边缘和上位腰椎而不能移动。

● 膈肌的腹侧与肝紧贴，由于膈肌束对肝压迫，可造成肝表面沟纹形成，有解剖学者称为"咳纹肝"，见图 1-20。

● 据报道，膈肌束的发生率为 20%～25%，右肝多见，可多发。

● 陷入肝的膈肌束由膈肌、膈下脂肪和腹膜等多种成分组成，因此可有多种超声表现。有些不典型的膈肌束可表现为肝内中强回声结节，易误诊为肝内病变。

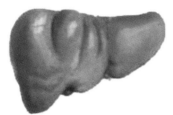

图 1-20　咳纹肝

● 粗大膈肌束的超声表现如下。

①好发部位：右肝（多偏右外侧区），由前向后斜行，故肋下横斜断面可见膈肌束全貌。

②长轴切面：强弱回声相间的多层条带样结构。低回声带代表膈的肌性部分；线条样强回声带代表腹膜、膈下脂肪或其镜面伪像，贯穿走行于肝实质内。

③横切面：由膈肌凸向肝内的强回声结节。

④不典型者：略呈"逗号"样结构，在肝内形成一不完全斜带。

⑤多发者：呈多发"小帆"形结构，底边起于膈肌，局部肝膈顶略呈波浪状。

● 如果平行于粗大膈肌束扫查，所得的超声图像就会是膈肌束两边都有肝实质。如垂直扫查，就会得到其短轴，可见结节形成。

● 膈肌束体积可随着呼吸加深而增大，可能与膈肌下降，使其嵌入肝的部分增加有关，此点有助于鉴别诊断。少数可疑肝内占位病变难以鉴别者，需要结合其他影像学检查。

2. 肝 Riedel 叶（图 1-21）

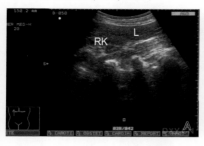 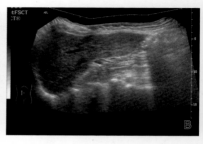

图 1-21　肝 Riedel 叶

A.Riedel 叶与右肾关系图；B.Riedel 叶超声全景成像图

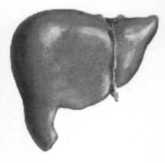

图 1-22　肝 Riedel 叶

相关链接

● Riedel 叶：肝右叶下段呈舌样向足侧延伸，凸入右肾前方，达脐水平或以下，称为 Riedel 叶，见图 1-22。

● Riedel 叶为胚胎时期的变异，其出现率仅为 1.2%，女性多见。

● 超声表现：右肝纵切，肝下缘远超出右肾下缘，呈"舌"样向下延伸，而非呈锐角形边缘。

● 一般于右肋弓下可触及，随呼吸运动下降，常被误诊为肿物或肾下垂。

3. 肝尾状叶乳头突（图 1-23）

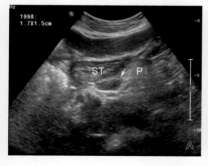 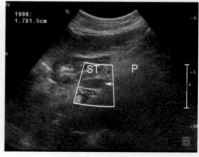

图 1-23　肝尾状叶乳头突

A.二维超声图；B.彩色超声图；ST.胃；P.胰腺

相关链接

● 肝尾状叶乳头突为肝尾状叶左下部一圆形小突起，出现率约10%。少数人乳头突一直向下达小网膜囊并与肝总动脉、肝门静脉和胰腺颈部相邻。

● 乳头突超声表现如下。

①位于肝左叶下缘背侧、肝总动脉和肝门静脉的前上方、胰腺颈部上方。

②横切面：一孤立的卵圆形结构。

③纵切面：卵圆形或"腰果"形，与肝连接部纤细者呈"水滴"形。

④内部为较均质等回声或稍低回声。

● 乳头突最大长径2.0 ~ 3.0cm，易与"腹腔肿大淋巴结"或"胰颈部占位"相混淆。

● 鉴别诊断

①与腹腔淋巴结的鉴别

a. 乳头突回声与肝基本一致，CDFI无明显血流信号。大多数腹腔淋巴肿大为多发性，内部回声不均匀，部分结节内CDFI可探及动脉血流。

b. 乳头突纵切时可与尾状叶连接，孤立的乳头突长短径之比大，呈扁圆形；肿大淋巴结长短径之比小，接近圆形。

c. 超声造影显示乳头突与肝实质同步增强，同步消退，三期均呈等增强。肿大淋巴结则不会有此征象。

②与胰腺头颈部占位性病变的鉴别：乳头突可因呼吸运动随肝上下移动；横切面时与胰腺不在同一切面上。

4. 肝左叶缺如（图1-24）及獭尾肝（图1-25）

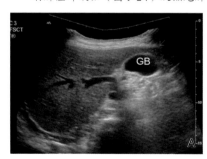 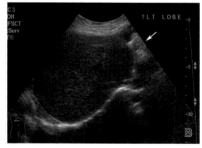

图1-24 肝左叶缺如（GB. 胆囊）

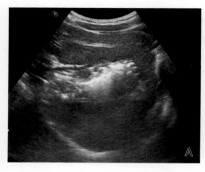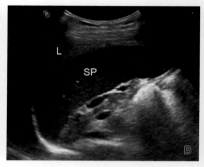

图1-25　獭尾肝

A.剑突下偏左侧横断面声像图，显示左肝细长，跨越胃，延伸至脾，形似水獭的尾巴；B.经左季肋区扫查脾时，探头略偏向腹侧，可以在脾（SP）膈面显示过长左肝的部分（L）

相关链接

● 肝左叶缺如的原因可能为以下几方面。

①属Battle分类的肝畸形。

②该叶肝动脉血供减少。

③出生时血栓形成导致肝门静脉左支栓塞。

④营养不良引起血流优先到右叶。

● 肝左叶缺如的超声检查表现如下。

①胆囊窝左侧无肝组织。

②伴发肝右叶肥大和尾叶舌状突起。

③肝镰状韧带、肝圆韧带消失。

● 肝左叶缺如见图1-26。

● 临床表现：一般无特异临床表现。肝左叶缺如最常见并发疾病为胃扭转，其他包括胆石症、裂孔疝等。

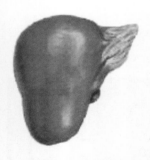

图1-26　肝左叶缺如

● 肝左叶缺如本身无临床意义，但认识本病的存在很重要，因其可合并异常病变和随解剖变异而引起的影像学误诊。

● 獭尾肝并不少见，多在左侧腹行脾扫查时发现，认识獭尾肝的重要性在于避免误诊为脾病变或脾破裂。

附1A：肝移植后血管监测
（摘自《血管和浅表器官超声检查指南》）

检查内容
- 肝动脉。
- 肝门静脉。
- 流出道（下腔静脉、肝静脉及桥静脉）。

（一）肝 动 脉

- 观察肝动脉充盈情况、测量流速、阻力指数、加速度时间。
- 根据术式及多普勒选择需要测量的部位如下。
①全肝移植多测量肝固有动脉。
②右半肝移植多测量右肝动脉。
③左半肝移植多测量左肝动脉。

如发现速度或阻力指数异常，可扩大检查范围，寻找有无病变（如狭窄），并测量病变远端、近端及狭窄处血流参数。

（二）肝门静脉

- 观察肝门静脉管径、管腔、管壁、血流充盈、血流方向及流速。
- 根据术式及多普勒选择需要测量的部位如下。
①全肝移植多测量肝门静脉主干。
②右半肝移植多测量肝门静脉右支。
③左半肝移植多测量肝门静脉左支。

如发现有狭窄，需要测量狭窄处及狭窄前的血流速度。

（三）流出道（下腔静脉、肝静脉及桥静脉）

- 观察上述管径、管腔、管壁、血流充盈、血流方向、血流波形及流速。
- 根据术式决定检查的血管范围如下。
①全肝移植中经典原位移植需要观察以下内容。
a.肝上及肝下下腔静脉吻合口情况。
b.肝静脉回流情况。

②全肝移植背驮式术式需要观察 3 支肝静脉回流情况。

③左半肝移植观察左肝静脉情况。

④右半肝移植（如果中肝静脉被植入）需要观察右肝静脉及中肝静脉的血流情况。

⑤右半肝移植（不带中肝静脉且有桥静脉）需要观察桥静脉数量、位置及通畅情况。

第二节　胆道系统

一、胆　囊

胆囊长轴及短轴切面见图 1-27。

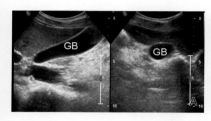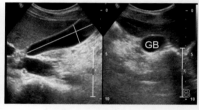

图 1-27　胆囊长轴及短轴切面

A.胆囊（GB）长轴（左图）及短轴（右图）标准切面；B.测量方法

正常值

长径 ≤ 9.0cm。

横径 ≤ 4.0cm（由于个体差异较大，故判断胆囊大小多以横径为主）。

胆囊壁厚度 ≤ 0.3cm。

儿童胆囊长径 < 7cm，横径 < 3.5cm。

1 岁以下婴儿和新生儿胆囊长径 1.5 ~ 3.0cm。

扫查方法

● 仰卧位：仰卧位是最常用体位，有时胃肠道积气积聚于腹腔前方，可能干扰对胆管的探查。

● 左侧卧位约 45°：该体位可提高肝外胆管显示率，有利于发现胆囊颈部结石以及追踪肝外胆管中下段病变。

解剖知识复习

● 该切面重要解剖结构见图1-28。

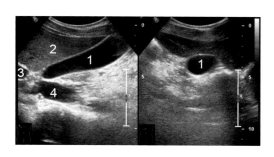

图1-28　胆囊长轴（左图）及短轴（右图）切面重要解剖结构
1.胆囊；2.肝右前叶下段（S5）；3.肝门静脉；4.下腔静脉；5.右肾动脉

● 胆囊分为四部分：底、体、颈、管。

● 底：体表投影为右腹直肌外缘与右肋弓交点处，即Murphy点，胆囊炎时，在此处有明显压痛。

● 体：与肝面、横结肠、十二指肠上部相邻。

● 颈：细而弯曲，其起始部略膨大，称哈特曼囊（Hartmann囊），胆囊结石常嵌顿于此。

● 管：长3～4cm，直径约0.3cm，内壁黏膜形成螺旋状皱襞，称为Heister瓣，其功能是防止胆囊管扭曲和调节胆汁进出胆囊。

● 胆囊三角（Calot三角）：位于肝下，由肝总管、胆囊和肝脏面围成的小区，胆囊动脉由此通过，是胆囊手术寻找胆囊动脉的标志。

● 胆囊壁测量位置：胆囊体部或底部的前壁。

● 胆囊壁测量切面：声束垂直于胆囊壁时测量前壁厚度（可测量最大胆囊壁厚度或平均胆囊壁厚度）。

● 测量胆囊长径和横径时，不包括胆囊壁，均测内径。

二、肝外胆管

肝外胆管长轴切面见图1-29。

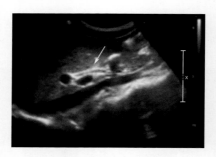

图 1-29 肝外胆管长轴切面

正常值

肝外胆管或胆总管内径≤0.8cm。

肝左、右管内径<0.3cm，或小于伴行肝门静脉内径的40%。

婴幼儿胆总管内径≤0.2cm。

较大儿童胆总管内径≤0.4cm。

扫查方法

● 测量肝外胆管时应选择其上段，以肝右动脉跨越肝门静脉与胆管处为标记，在其下方1～2cm处，测量肝外胆管最宽纵切面管腔内径（内缘—内缘）。

● 采用加压、饮水、左侧卧位或俯卧位等方法，有助于增加肝外胆管的显示率。

解剖知识复习

● 该切面重要解剖结构见图1-30。

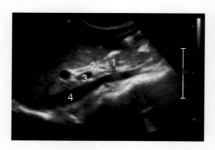

图 1-30 肝外胆管长轴切面重要解剖结构

1.十二指肠；2.肝外胆管；3.肝门静脉；4.下腔静脉

● 实际工作中，超声不能严格区分肝总管和胆总管，故统称为肝外胆管。

● 解剖学将胆总管分为以下4段。

①十二指肠上段。

②十二指肠后段。

③胰腺段。

④十二指肠壁段。

● 为了便于描述和定位，超声将肝外胆管分为3段，见图1-31。

①上段：近肝门处与肝门静脉伴行的一段。

②中段：离开肝门下行至胰头部的一段。

③下段：进入胰头背侧及以下的部分。

● 胆管与肝门静脉的位置关系，见图1-32。

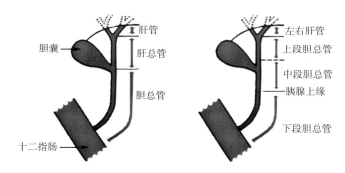

图1-31　肝外胆管

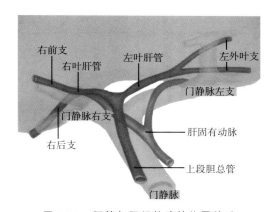

图1-32　胆管与肝门静脉的位置关系

①肝内胆管常与肝门静脉伴行。

②肝左外叶下段与前上段的胆管分支走行于肝门静脉背侧，其他胆管分支走行于肝门静脉腹侧。

③肝外走行胆管上段、中段沿肝十二指肠韧带内由肝门静脉主干腹侧向右外侧及背侧。

④肝外胆管下段走行于下腔静脉腹侧。

胆道系统知识相关链接

● 胆道系统：从肝细胞排放胆汁至十二指肠，并具备储存功能的管道系统（图1-33）。

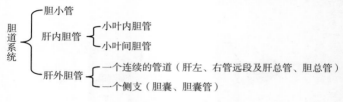

胆道系统 ┬ 胆小管
         ├ 肝内胆管 ┬ 小叶内胆管
         │   └ 小叶间胆管
         └ 肝外胆管 ┬ 一个连续的管道（肝左、右管远段及肝总管、胆总管）
                    └ 一个侧支（胆囊、胆囊管）

图1-33　胆道系统

● 肝内胆管分级

①一级胆管：肝左、右管，位于肝门静脉左、右支前方。

②二级胆管：肝内各叶胆管，即左肝内、外叶及右肝前、后叶胆管。

③三级胆管：肝内各段胆管，一般不易显示。

● 胆囊呈长梨形囊状器官，容量40～60ml。

● 胆囊功能

①储存与浓缩胆汁。

②调节胆道压力。

● 胆汁的流动

①胆汁生成后先被排入微胆管和胆小管。

②非消化期：胆汁经肝管、胆囊管贮存于胆囊内。

③消化期：胆汁直接由肝或胆囊经胆总管排入十二指肠。

④胆汁的这种流动取决于胆囊、胆管内的压差和Oddi括约肌阻抗压等的变化。

● 肝胰壶腹（Vater壶腹）：胆总管于十二指肠后内侧壁与胰管汇合，形成一略膨大的共同管道，开口于十二指肠大乳头。

● 以下情况胆管内径可发生变化

①部分人深吸气时胆管管径较呼气时增大1mm或更多。

②65岁以上人群胆管内径可达10mm。

③约15%胆囊切除术后受检者胆总管内径可增至10mm。

● 胆囊常见的超声伪像

①多重反射：在胆囊底部靠近腹壁时易出现。

②旁瓣伪像：酷似胆泥沉着于胆囊颈、体部。

③部分容积效应：表现为胆囊邻近的消化管气体及声影，看似位于胆囊腔内的结石。

● 减少超声伪像的方法：通过改变体位或扫查方向、采用组织谐波显像技术，可减少伪像。

● "米老鼠"征：由肝门静脉主干、肝外胆管上段、肝动脉的横切面组成。肝门静脉主干右前方为肝外胆管，左前方为肝动脉。见图1-34。

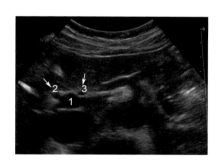

图1-34　"米老鼠"征

1.肝门静脉；2.肝外胆管；3.肝动脉

● 超声另外两个"米老鼠"征

①脐带横切面3个血管切面：两个小的为脐动脉，一个大的为脐静脉。

②露脑畸形：胎儿双大脑半球向左、右分开，内无侧脑室，无明显脉络丛，冠状切面上呈"米老鼠"征。

● 胆囊大小变化较大，横径增大、张力高及压缩性差常提示病理改变。

● 胆囊大小有随年龄增长而增大的趋势。

● 胆囊切除术后或曾经有过胆道梗阻的患者，肝外胆管内径可增宽。

● 胆囊壁由3层组织构成。

①黏膜层：由高柱状上皮细胞组成，具有吸收功能，几乎没有黏液腺体。

②肌层：含有纵向、环状及斜形的纤维肌层及弹性纤维组织。

③浆膜层：即腹膜脏层。

● 胆囊壁局限性增厚常见于以下情况

①胆囊腺肌症。

②胆囊癌。

● 胆囊壁弥漫性增厚常见于以下情况

①进食后。

②胆囊炎。

③肝硬化。

④酒精性肝损害。

⑤急性肝炎。

⑥胆囊腺肌症。

⑦胆囊癌。

⑧腹水。

● 导致超声与内镜逆行胆管造影（ERC）肝外胆管测量值存在差异的因素如下

①由于放射投影比例导致肝外胆管测量值增大。

②由于混响伪像使肝外胆管壁增厚，导致低估管腔内径。

③ERC在注射造影剂时使肝外胆管扩张。

④比较的是肝外胆管的不同部位：超声测量肝右管，ERC测量胆总管。

⑤比较的是不同切面的直径：超声测量前后径，ERC测量横径。

第三节　脾

脾肋间切面见图1-35。

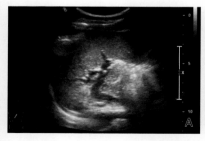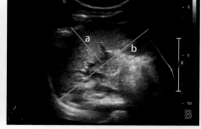

图1-35　脾肋间切面

A.标准切面；B.测量方法

正常值（表 1-5，表 1-6）

表 1-5　脾正常值（$\bar{x} \pm s$）

脾	长径 （cm）	宽径 （cm）	厚径 （cm）	面积 （cm^2）	面积代表值 （cm^2）
成年人（男）	9.0 ± 1.1	5.5 ± 1.6	3.1 ± 0.6	26.6 ± 6.5	30.6 ± 6.8
成年人（女）	8.5 ± 1.5	5.4 ± 1.5	2.9 ± 0.5	24.3 ± 6.8	27.2 ± 6.5

表 1-6　0~20 岁脾测量参考值（cm）

年龄	中间值	范围	上限值
0 ~ 3 个月	4.5	3.3 ~ 5.8	6.0
3 ~ 6 个月	5.3	4.9 ~ 6.4	6.5
6 ~ 12 个月	6.2	5.2 ~ 6.8	7.0
1 ~ 2 岁	6.9	5.4 ~ 7.5	8.0
2 ~ 4 岁	7.4	6.4 ~ 8.6	9.0
4 ~ 6 岁	7.8	6.9 ~ 8.8	9.5
6 ~ 8 岁	8.2	7.0 ~ 9.6	10.0
8 ~ 10 岁	9.2	7.9 ~ 10.5	11.0
10 ~ 12 岁	9.9	8.6 ~ 10.9	11.5
12 ~ 15 岁	10.1	8.7 ~ 11.4	12.0
15 ~ 20 岁（女）	10.0	9.0 ~ 11.7	12.0
15 ~ 20 岁（男）	11.2	10.1 ~ 12.6	13.0

（引自：Rosenberg HK，et al.AJR.1991，157：119）

扫查方法

● 常用切面：左肋间斜切面。典型切面脾呈半月形，应显示实质、脾门及脾门血管。

● 厚径：通过左肋间斜切面显示脾门及脾静脉，为脾门至脾对侧缘弧形切线的距离。

● 长径：通过左肋间斜切面显示脾最长径线，测量其上下端距离。

解剖知识复习

● 该切面重要解剖结构见图 1-36。

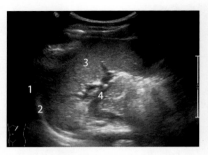

图 1-36　脾肋间切面重要解剖结构

1.胸腔；2.膈肌；3.脾；4.脾静脉

● 脾是人体最大的周围淋巴器官。位于左季肋区，相当于第 9 ~ 11 肋间深面的左侧膈肌和胃之间。呈卵圆形，重约 300g。

● 体表投影

①上极：腋中线相当于第 9 肋骨高度。

②下极：左腋前线和第 11 肋间。

③脾长轴与左侧第 10 肋骨平行。

● 脾毗邻关系

①前面：胃。

②后面：膈肌的左侧部，该处将脾与胸膜、肺、肋骨分隔开。

③下方：结肠左曲。

④内侧：左肾。

● 脾门：脾脏面凹陷中央处，是血管、神经和淋巴管出入之处。

相关链接

● 检查脾以空腹为佳，不宜在饱餐后进行，以免脾过多向后上方移位。

● 由于脾上部常被肺气遮盖，形成盲区，难以完全显示上部，所以必须在患者适度深呼吸时获得最大声窗。

● 脾为一曲面体，探头类型、扫查方法、切面选择、患者呼吸均可影响其测量值，必须使用标准测量切面。其中脾静脉、脾门是最重要的超声解剖标志。

● 正常脾前缘不超过腋前线，下缘不超过左肋缘。

● 有报道，正常脾长径不应大于左侧肾长径，这种自身比较可能更为客观。

● 脾的最长径可有效反映脾的大小，长径大于 12cm 提示脾增大。

● 测量脾大小时，即便在正常范围，如果出现边缘钝化也应考虑脾增大的可能。

● 脾大常见于以下情况

①弥漫性肝病：肝硬化、急性肝炎、慢性肝炎。

②门静脉高压症：特发性门静脉高压症、门静脉血栓、布-加综合征、右心功能不全。

③血液病：白血病、恶性淋巴瘤、溶血性贫血、血小板减少性紫癜。

④感染性疾病：败血症、亚急性细菌性心内膜炎、伤寒、传染性单核细胞增多症、日本血吸虫病、疟疾。

● 同一脾内，上下两极尤其是下极回声可比中部低或略高，加之脾内血管的影响，易被误认为肿瘤，应注意鉴别。

● 脾大小个体差异较大，与下列因素有关。

①受脾动脉血流量和脾静脉压力等影响：如血压升高和进食后脾增大；剧烈运动或饥饿后脾缩小。

②年龄影响：65岁前脾无太大变化，之后脾逐渐缩小。

● 肋下触诊将脾增大分为轻、中、重三度。

①轻度：指尖刚能触及脾。

②中度：可触及脾，但脾下极未超过脐水平线。

③重度：脾下极超过脐水平线。

● 一般认为，肋下触及脾时，脾大小已是正常的2～3倍，如果脾位置下移，即使不肿大也可能于肋下触及脾，故体格检查的脾大与超声检查的脾大概念不完全相同。

● 当脾萎缩，常规扫查难以显示，或需要与腹膜后肿瘤相鉴别时，俯卧位扫查可有助于显示。

● 脾在人体中起防御作用，主要功能是过滤外周血液。

● 脾质地柔软有弹性，当血液充满静脉窦时，脾体积增大。

● 副脾：副脾是脾最常见先天变异，是由形成于背侧胃系膜上的孤立脾部分未能与脾融合所致。

第四节 胰 腺

一、胰腺长轴测量切面

1. 切线测量法（图 1-37）

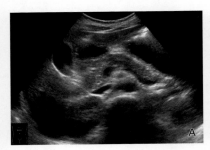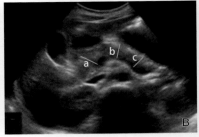

图 1-37 胰腺长轴切线测量

A. 标准切面；B. 测量方法

2. 最大前后径测量法（图 1-38）

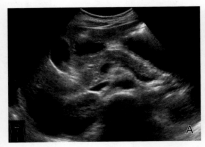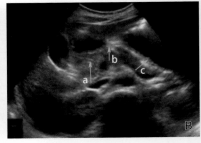

图 1-38 胰腺长轴最大前后径测量

A. 标准切面；B. 测量方法

正常值

切线测量法测量成年人和小儿胰腺厚径见表 1-7，表 1-8。

表 1-7　成年人胰腺厚径（cm）

部位	正常	可疑	增大
胰头（a）	< 2.0	2.1 ~ 2.5	> 2.6
胰体（b）、胰尾（c）	< 1.5	1.6 ~ 2.0	> 2.1

表 1-8　小儿胰腺厚径（cm）

年龄（岁）	胰头	胰体	胰尾
0 ~ 6	1.6（1.0 ~ 1.9）	0.7（0.4 ~ 1.0）	1.2（0.8 ~ 1.6）
7 ~ 12	1.9（1.7 ~ 2.0）	0.9（0.6 ~ 1.0）	1.4（1.3 ~ 1.6）
13 ~ 18	2.0（1.8 ~ 2.0）	1.0（0.7 ~ 1.0）	1.6（1.3 ~ 1.8）

（引自：Colem BG et al.Radiology.1983，146-150）

最大前后径测量值见表1-9，表1-10。

表 1-9　成年人胰腺前后径（cm）

部位	最大前后径（$\bar{x} \pm s$）	95% 位数
胰头（a）	2.2 ± 0.3	2.6
胰体（b）	1.8 ± 0.3	2.2

表 1-10　0~19岁胰腺最大前后径（cm）

年龄组	（$\bar{x} \pm s$）		
	胰头	胰体	胰尾
< 1个月	1.0 ± 0.4	0.6 ± 0.2	1.0 ± 0.4
1个月至1岁	1.5 ± 0.5	0.8 ± 0.3	1.2 ± 0.4
1 ~ 5岁	1.7 ± 0.3	1.0 ± 0.2	1.8 ± 0.4
5 ~ 10岁	1.6 ± 0.3	1.0 ± 0.3	1.8 ± 0.4
10 ~ 19岁	2.0 ± 0.5	1.1 ± 0.3	2.0 ± 0.4

扫查方法

● 切线测量法：根据胰腺走行弯曲度，在前缘画出切线，并在头、体、尾测量处（切点）做垂线测量胰腺厚度。

①胰头：于下腔静脉前方测量，应清楚显示胰头内侧缘（即脾静脉与肠系膜上静脉汇合处）。

②胰体：于肠系膜上动脉（或腹主动脉）前方测量胰体。

③胰尾：在腹主动脉左侧方或左前外侧测量胰尾。

● 最大前后径测量法。

①胰头：在下腔静脉前方，胰腺后缘中点向前引垂线至前缘。

②胰体：在主动脉前方测量。

③胰尾：在主动脉左侧方或左前外侧测量。

● 通常禁食 8 ~ 12h，此时胃肠道内气体减少，可更清晰显示胰腺图像。

● 大部分胰腺头低尾高，故探头应向左上适当倾斜（与水平线呈 15° ~ 30° 角），才能获得整个胰腺长轴断面。

● 对于较胖体形者，胰腺超声显像不理想者，可在患者饮水 500 ~ 1000ml 后坐位和右侧卧位下检查，见图 1-39。

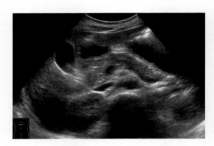

图 1-39　饮水后胰腺

● 胰钩突部扫查方法：纵向扫查，显示肠系膜上静脉后，在其附近便可显示。

● 胰尾部扫查方法：在左第 8 ~ 9 肋间以脾为透声窗，在脾门旁观察胰尾。

解剖知识复习

● 该切面重要解剖结构见图 1-40。

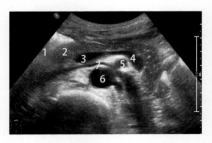

图 1-40　胰腺长轴测量切面重要解剖结构

1.十二指肠；2.胰腺；3.肝门静脉；4.脾静脉；5.肠系膜上动脉；6.腹主动脉；7.左肾静脉

● 胰腺表面覆盖腹膜，为腹膜后位器官，位于胃和小网膜囊之后。

● 胰腺位于腹上部左季肋区的腹膜后间隙，紧贴腹后壁，平齐第1、2腰椎水平，并横跨脊柱。一般胰尾部较胰头部偏高。

● 胰腺分头、颈、体、尾四部分，见图1-41。

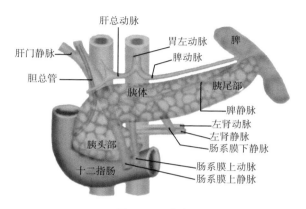

图1-41　胰腺

①头部：胰腺的膨大部，被"C"形的十二指肠包绕至肠系膜上动、静脉的右侧。胰头后方结构如下。

a. 下腔静脉。

b. 右肾动、静脉。

c. 左肾静脉。

钩突：胰头下部向左下方凸出呈钩状。

②颈部：胰头、体间的移行部位。

a. 前方：与胃幽门和十二指肠上部相邻。

b. 后方：由脾静脉与肠系膜上静脉汇合成肝门静脉。

③体部：位于正中线左侧，毗邻关系如下。

a. 正上方：腹腔干。

b. 正下方：十二指肠空肠曲。

c. 前面：由网膜囊的后壁所覆盖，且和胃后壁相邻。

d. 后面（由右向左）：腹主动脉、肠系膜上动脉起始部、左肾上腺、左肾血管、左肾上端。（注：脾静脉位于上述结构与胰腺之间）

④尾部：胰体由左上方延伸部位，位于脾肾韧带内。毗邻关系如下。

a. 后方：与左肾上部及左肾上腺毗邻。

b.下方：与结肠脾曲毗邻。

c.前方：与胃毗邻。

d.左侧：与脾门相邻。

相关链接

● 胰腺分为内分泌部、外分泌部。

①外分泌部：主要结构为腺泡。分泌胰液，经胰管排入十二指肠。

②内分泌部：结构为胰岛。分泌胰高血糖素、胰岛素及胃泌素等激素，进入血液。

● 约1/4人的胰腺形态或位置有变异，常呈"蝌蚪"形、"哑铃"形或"腊肠"形，见图1-42。

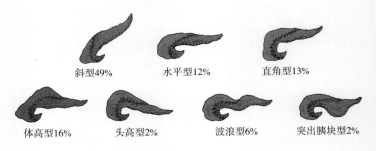

斜型49%　　　水平型12%　　　直角型13%

体高型16%　　头高型2%　　波浪型6%　　突出胰块型2%

图1-42　胰腺形态

● 胰腺增大常见于以下情况

①弥漫性：急性胰腺炎、胰腺癌。

②局限性：胰腺癌、肿瘤、局限性胰腺炎。

● 胰腺萎缩常见于：慢性胰腺炎和高龄者。

● 胰腺大小随年龄增长而增加。50岁以后逐渐萎缩，故老年人胰腺较年轻人小。

● 胰管随年龄增长管腔逐渐增粗，有的管腔还可粗细不均，呈结节状或串珠状及小囊状扩张。

● 超声与内镜逆行胰胆管造影（ERCP）胰管测量值存在差异的因素如下。

①由于放射投影比例致胰管测量值增大。

②超声上主胰管管壁为强回声。

③ERCP检查时注射造影剂使主胰管扩张。

④超声在正常生理状态下测量，ERCP检查时患者需要服药。

● 测量胰体厚度，CT和MRI测量值要比超声测量值大，原因如下。

① CT和MRI是断层，而超声图像是一个甚薄的图像。

② 超声先扫查到脾静脉后，再测其前方的胰体厚度，由于脾静脉深嵌入胰体后面而使其厚度变薄。

● 测量胰颈厚度，CT和MRI测量值与超声测量值近似，原因：胰颈后方有肠系膜上静脉，胰颈斜置其前，胰颈后方较平坦。

二、胰管长轴测量切面（图1-43）

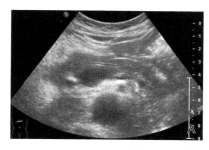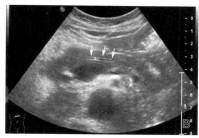

图1-43　胰管长轴及测量切面

A.标准切面；B.测量方法

正常值

胰管正常值见表1-11。

表1-11　胰管正常值（cm）

	正常	可疑	异常
胰管	＜0.2	0.2～0.3	＞0.3

解剖知识复习

● 胰管：分主胰管、副胰管。

①主胰管：通行于胰实质中心偏后。起自胰尾，横贯胰体，在胰头后转向后下方达钩突。横行向右，与胆总管汇合成肝胰壶腹，开口于十二指肠乳头。

②副胰管：短小且细。从胰头下部开始，经主胰管前面上行，并与主胰管交通，以后在主胰管上方横行，单独开口于十二指肠乳头附近的小乳头。

相关链接

● 观察主胰管，超声优于CT和MRI，原因如下。

①由于CT和MRI图像是断层，而主胰管很细，其包埋在断层内，不能观察正常粗细主胰管，只能观察扩大的主胰管。

②超声为薄层图像，能发现 0.2cm 正常主胰管。

● 建议超声探查主胰管在胰颈部最为适宜，原因如下。

①胰颈后方为脾静脉和肠系膜上静脉汇成的肝门静脉，不会像胰体、尾部的脾静脉，嵌入胰腺可能被误认为扩大的主胰管。

②胰颈部主胰管较粗。

③胰颈前方为胃幽门部，幽门括约肌犹如实质结构，不会像胰头周围的十二指肠和胰体、尾部前方的胃内空气或食糜干扰探查主胰管。

第五节　胃 肠 道

一、胃

正常值

贲门管

内径 ≤ 1.5cm，一般为 0.5 ~ 1.2cm。

胃壁厚度

空腹时胃底及高位胃体胃壁厚可达 1.0cm。

胃充盈约 500ml 造影剂时，胃体壁厚为 0.3 ~ 0.5cm，胃窦壁厚为 0.4 ~ 0.6cm。

胃黏膜皱襞厚度：一般为 0.4 ~ 0.6cm。

胃窦和胃底部厚度小于胃体部。

幽门开放时，内径为 0.2 ~ 0.4cm，长度为 0.5 ~ 0.8cm。

扫查方法

● 胃的扫查顺序见图 1-44。

● 剑突下纵切面：观察胃前壁和后壁及胃的小弯和大弯侧。

● 剑突下横切面：以胃角切迹为中心，观察幽门侧和胃体。

● 左肋弓切面：观察食管-胃底结合处的贲门部及胃底上部。

● 右上腹纵切面：观察幽门部和收缩的幽门环及十二指肠壶腹部。

● 贲门测量

①前后径：贲门短轴切面时其前壁和后壁的最大垂直径线。

②左右径：贲门短轴切面时其左右壁之间的最大直径。

● 胃壁厚度：测量胃壁黏膜至浆膜层的垂直距离。

● 幽门管内径：测量幽门开放时的长轴切面的内径。

● 胃黏膜皱襞厚度：胃腔充盈后，测量凸入胃腔的黏膜皱襞厚度。

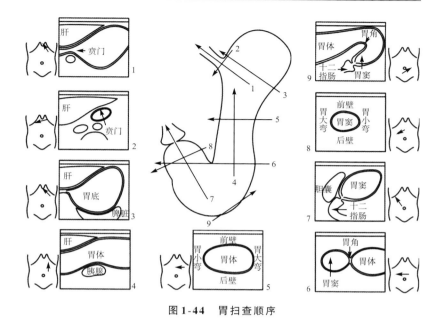

图 1-44 胃扫查顺序

解剖知识复习

● 正常胃充盈造影剂后声像图，见图 1-45。

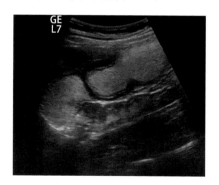

图 1-45 正常胃充盈造影剂

● 胃的分部：按其解剖可分为四部，即贲门部、胃底、胃体和幽门部。
①贲门部：贲门为胃的入口，与食管相接，其周围区域为贲门部。

②胃底：贲门平面以上向左侧膨出的部分为胃底，临床称胃穹。

③胃体：位于胃底与幽门之间的部分，约占整个胃的2/3。

④幽门部：幽门为胃的出口，与十二指肠相接，临床常称为胃窦，位于角切迹与幽门之间，可分为左侧膨大的幽门窦和右侧呈管状的幽门管两部。

● 角切迹是胃体和胃窦的分界标志，为沿胃小弯约2/3处的转折角。

● 胃壁的结构：由内向外分别是黏膜层、黏膜肌层、黏膜下层、肌层和浆膜层。

● 贲门体表投影位于左侧第7肋软骨，距胸骨左缘外侧2.5cm，前为肝左叶，后为膈，右侧有胃左血管的食管支。

● 幽门体表投影位于中线右侧2.5cm，前面为肝左内叶，后为胰头。

相关链接

● 胃壁的回声为三强二弱的强弱相间回声，即："强 - 弱 - 强 - 弱 - 强"，由内向外分别表示如下。

①黏膜层。

②黏膜肌层。

③黏膜下层。

④肌层。

⑤浆膜层和周围组织界面回声。

● 正常胃肠生理性蠕动约20s 1次，自胃体向幽门部呈节律性、对称性管壁收缩。

● 蠕动波在声像图上呈小丘状隆起。

①正常：蠕动≥2次/分，或幅度不变。

②蠕动减弱：蠕动<2次/分，或幅度减弱。

③蠕动消失：未见蠕动或病变处蠕动中断。

● 显像剂充盈良好时，常见直径为3 ~ 5mm的小溃疡，对于胃内容物残留过多，直径<3mm的溃疡，超声则易产生漏诊。

● 正常小儿幽门管长度约15 mm，幽门肌层厚度<2mm。幽门肌层厚3 ~ 4 mm为可疑异常，>4 mm为异常，考虑肥厚性幽门狭窄（主要见于出生2 ~ 10周婴儿）。

二、肠 道

正常值（充盈状态）

十二指肠壶腹部面积：3 ~ 6cm²。

十二指肠内径：2 ~ 4cm。

小肠：管径<3.0cm，壁厚<0.2cm。

　　结肠：管径＜3.5cm，壁厚＜0.3cm。

　　阑尾：外径＜0.7cm。

扫查方法

● 探头置于右上腹，可获得十二指肠壶腹部、降部及水平部完整声像图，而十二指肠升部切面不易显示。

● 空肠、回肠走行纡曲，范围广，占据整个腹腔，如发现小肠回声异常，可于局部行多方位扫查，利用显像剂在小肠管腔充盈时的回声改变，结合运动、体位变换等辨别。

● 阑尾检查时，先用3.0～3.5MHz凸阵探头对右下腹阑尾区进行探查，在发现可疑异常回声区或最大压痛点后，选用5MHz以上的高频线阵探头扫查，以清晰显示肿胀阑尾及阑尾周围情况。

● 大肠检查顺序：按照显像剂的走行顺序，即直肠→乙状结肠→降结肠→横结肠→升结肠→回盲瓣→盲肠（回盲部）→回肠末端。

解剖知识

● 正常十二指肠充盈造影剂后声像图，见图1-46。

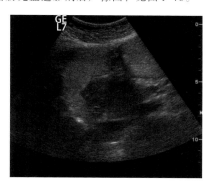

图1-46　正常十二指肠充盈造影剂

● 小肠从十二指肠壶腹部至盲肠，上2/5为空肠，位于左上腹；下3/5为回肠，位于右下腹。

● 小肠分为无系膜的十二指肠和带系膜的空肠、回肠三部分。

● 十二指肠分为壶腹部、降部、水平部和升部四部分。

● 空肠、回肠的肠系膜从第2腰椎左侧往下延伸至右下腹，跨过腹主动脉和下腔静脉至右骶髂关节。

● 空肠、回肠在外观上区别不大，并无明显分界。

● 大肠包括盲肠、阑尾、结肠、直肠和肛管。

● 盲肠长6～8cm，位于右髂窝，是大肠的起始部，回肠末端在盲肠的开口为回盲口。回盲口上、下两片唇样黏膜皱襞为回盲瓣。

● 回盲瓣可控制回肠内容物流速和防止反流。临床将回肠末端、盲肠和阑尾合称为回盲部。

● 阑尾位于回盲瓣下2.5～3.0cm处，长5～7cm，形态位置多样，最大外径6mm。

相关链接

● 小肠壁的组织学组成：由内至外分别为黏膜层、肌层和浆膜层。

● 十二指肠随幽门开放逐段充盈，壶腹部呈"三角形"或"椭圆形"，与胃窦部紧连，多位于胆囊的左后方。降部及水平部充盈后不如胃壁边界清楚。

● 十二指肠壁自内向外分别为黏膜层（强回声）、黏膜肌层（低回声）、黏膜下层（强回声）、肌层（低回声）、浆膜层（高回声）。

● 空肠肠管内液体常以低回声为主，横切面酷似小结节（淋巴结）、纵切面酷似肠壁增厚，有时可见流动现象，难以和轻度扩张区分。此时观察有无肠蠕动可区分是否是实性结节或肠壁增厚；采用局部加压手法可鉴别，压瘪者为正常。

● 大肠壁声像图，也呈三强两弱回声，由内向外分别为以下情况。

①较薄的强回声，由腔内造影剂或水与肠黏膜表层（固有上皮层）构成的界面，呈小"锯齿"状。

②较薄的弱回声，为黏膜肌层。

③稍厚的强回声，为黏膜下层，为五层中最明显的一层。

④稍厚的弱回声，为肌层。

⑤最外层强回声，相当于浆膜及浆膜下脂肪组织。

（闫敏芳 赵 波 任路平）

第2章　泌尿生殖系统

第一节　肾

1. 肾冠状切面（图2-1）

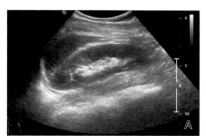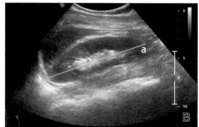

图2-1　肾冠状切面

A.标准切面；B.长径测量方法

2. 肾横切面（图2-2）

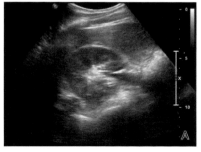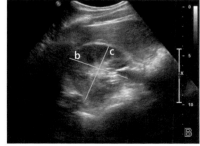

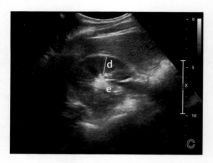

图 2-2 肾横切面

A.标准切面；B.宽径、厚径测量方法；C.肾实质厚度、肾窦宽度测量方法

正常值

长径（a）：10.0 ～ 12.0cm。

宽径（b）：4.0 ～ 5.0cm。

厚径（c）：3.0 ～ 5.0cm。

肾实质厚度（d）：1.0 ～ 2.0cm。

肾皮质厚度：0.5 ～ 0.7cm。

肾窦宽度（e）：占肾横断面宽度的1/2 ～ 2/3。

小儿肾测量正常参考值，见表2-1。

扫查方法

● 长径：纵切面沿肾轴方向走行找到肾的最大长径，从肾上极肾包膜处测量至肾下极肾包膜处。

● 宽径：测量长径切面的探头逆时针旋转90°，上下寻找含有肾门结构的横切面，测量从肾门血管进入处至肾横切面的最凸点。

● 厚径：通过横径的中点且与其垂直的径线。

解剖知识复习

● 肾表面自内向外有三层被膜。

①纤维膜：为薄而致密的结缔组织膜。

②脂肪囊：紧密包绕肾的脂肪层，并与肾窦内脂肪组织相延续，对肾有弹性垫样的保护作用。

③肾筋膜：分前、后两层，包绕肾和肾上腺，对肾起固定作用。

● 肾表面三层被膜超声表现。

①纤维膜：紧贴肾皮质低回声带的光滑连续的高回声线，实为肾纤维囊与肾实质的界面回声。

表 2-1　小儿肾测量参考值（cm）

年龄	右肾			左肾		
	长	宽	厚	长	宽	厚
新生儿	4.44 ± 0.40	2.60 ± 0.26	1.8 ± 0.24	4.46 ± 0.38	2.60 ± 0.24	1.89 ± 0.26
~ 1 个月	5.44 ± 0.35	3.14 ± 0.27	2.33 ± 0.25	5.42 ± 0.35	3.14 ± 0.29	2.33 ± 0.32
~ 6 个月	5.96 ± 0.42	3.14 ± 0.20	2.46 ± 0.23	5.99 ± 0.42	3.42 ± 0.20	2.56 ± 0.25
~ 1 岁	6.45 ± 0.29	3.55 ± 0.18	2.69 ± 0.32	6.48 ± 0.25	3.57 ± 0.15	2.73 ± 0.24
~ 2 岁	6.45 ± 0.32	3.38 ± 0.24	2.79 ± 0.22	6.69 ± 0.39	3.44 ± 0.19	2.84 ± 0.19
~ 3 岁	6.83 ± 0.38	3.40 ± 0.17	2.85 ± 0.20	6.95 ± 0.40	3.48 ± 0.21	2.99 ± 0.27
~ 4 岁	7.07 ± 0.33	3.50 ± 0.26	2.91 ± 0.25	7.24 ± 0.40	3.51 ± 0.21	2.96 ± 0.22
~ 5 岁	7.25 ± 0.40	3.75 ± 0.36	3.06 ± 0.31	7.32 ± 0.40	3.83 ± 0.34	3.14 ± 0.30
~ 6 岁	7.63 ± 0.44	3.93 ± 0.34	3.19 ± 0.16	7.85 ± 0.51	4.03 ± 0.35	3.31 ± 0.26
~ 7 岁	7.96 ± 0.56	3.94 ± 0.24	3.22 ± 0.23	8.20 ± 0.53	4.17 ± 0.24	3.32 ± 0.24
~ 8 岁	7.97 ± 0.38	4.20 ± 0.23	3.24 ± 0.30	8.19 ± 0.44	4.37 ± 0.27	3.42 ± 0.35
~ 9 岁	7.82 ± 0.42	4.09 ± 0.29	3.27 ± 0.24	8.08 ± 0.44	4.22 ± 0.25	3.39 ± 0.25
~ 10 岁	8.66 ± 0.47	4.50 ± 0.25	3.58 ± 0.23	8.90 ± 0.46	4.53 ± 0.27	3.80 ± 0.27
~ 11 岁	8.76 ± 0.53	4.60 ± 0.31	3.49 ± 0.31	8.95 ± 0.49	4.70 ± 0.33	3.66 ± 0.30
~ 12 岁	8.95 ± 0.64	4.83 ± 0.29	3.62 ± 0.24	9.21 ± 0.62	4.91 ± 0.32	3.83 ± 0.26
~ 13 岁	9.64 ± 0.54	4.85 ± 0.36	4.01 ± 0.32	9.92 ± 0.60	5.11 ± 0.35	4.08 ± 0.33
~ 14 岁	9.87 ± 0.44	4.66 ± 0.28	3.95 ± 0.25	10.11 ± 0.47	4.76 ± 0.30	4.07 ± 0.26
~ 15 岁	10.43 ± 0.57	4.96 ± 0.33	4.14 ± 0.23	10.38 ± 0.51	5.00 ± 0.28	4.23 ± 0.26
~ 16 岁	10.06 ± 0.59	5.22 ± 0.28	4.30 ± 0.36	10.09 ± 0.62	5.24 ± 0.36	4.25 ± 0.33
~ 17 岁	10.55 ± 0.50	5.28 ± 0.42	4.50 ± 0.35	10.34 ± 0.51	5.76 ± 0.37	4.35 ± 0.38

②肾脂肪囊、肾筋膜：为纤维膜回声之外的一层较厚的高回声带（图2-3）。厚度因人而异，肥胖者可达2.0～3.0cm（此时脂肪囊呈低回声带），极度消瘦者可能不显示。呼吸时肾脂肪囊回声带与肾一起运动，而与肝、脾做相对运动，分界明确。

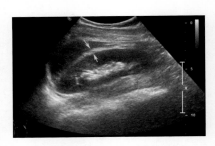

图2-3　肾脂肪囊、肾筋膜

● 左肾：在第11胸椎椎体下缘至第2～3腰椎间。

右肾：低于左肾1～2cm，位于第12胸椎椎体上缘至第3腰椎椎体上缘之间。正常肾随呼吸上下移动2～3cm（超过此范围称为肾下垂，是由于肾窝较浅或分娩后腹肌松软及肾周筋膜松弛所致）。

● 肾门：肾内侧缘中部呈四边形的凹陷称肾门，约在第1腰椎椎体水平，相当于第9肋软骨前缘水平，体表投影点位于腰背部竖脊肌外侧缘与第12肋的夹角处。

● 肾门为肾的血管、神经、淋巴管及肾盂出入的门户，出入肾门各结构被结缔组织所包绕，称肾蒂。

● 肾蒂内结构排列顺序如下。

自前向后：肾静脉→肾动脉→肾盂末端。

自上而下：肾动脉→肾静脉→肾盂。

● 肾窦：由肾门伸入肾实质的凹陷称肾窦，由肾血管、肾小盏、肾大盏、肾盂和脂肪组织等占据。

相关链接

● 肾的功能如下。

①过滤血液中产生的废物。

②某些代谢途径（包括控制血压的激素类代谢）的组成部分。

● 肾、肝、脾三者回声比较，见图2-4。

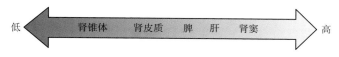

图 2-4 肾、肝、脾三者回声比较

● 新生儿及幼儿肾声像图与成年人不同，其皮、髓质差别明显，髓质锥体大而回声低，肾窦回声不如成年人显著。

● 由于胎儿小叶的痕迹，幼儿肾表面明显不光滑，呈分叶状，于2岁后接近成年人。

● 肾柱肥大：为肾常见变异，即与皮质无分界的低回声团突入肾窦，其回声因切面不同可能略高或略低于皮质，CDFI显示其内有弓状动脉，如图2-5。

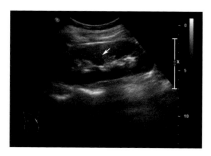

图 2-5 肾柱肥大

①形成原因：一般认为胚胎发育过程中肾叶融合发育，形成肥大肾柱。另一观点是两个亚肾连接部的肾实质发育异常，为融合不完全的发育缺陷。

②肥大肾柱常位于肾门对侧。

● 左肾略大于右肾，但成年人相差应≤2cm。

● 肾增大常见于以下情况。

①急性肾炎。

②肾病综合征。

③肾盂肾炎。

④肾肿瘤。

⑤肾积水。

⑥多囊肾。

● 肾萎缩常见于以下情况。

①慢性肾衰竭。

②肾发育不良。

● 肾功能不全时，评估肾大小是肾超声检查的重要部分，肾正常大小更多提示急性肾衰竭，肾缩小常与慢性肾病有关。

● 炎性或浸润性病变或肾静脉血栓形成，可导致肾增大。

● 测量肾各项数值时，应嘱受检者深吸气后屏气，使图像较为稳定后冻结图像进行测量。

● 测量肾长径易低估，宽径、厚径易高估，必须在标准切面测量才可靠。

附2A：移植肾血管监测
（摘自《腹部血管超声检查指南》）

检查内容

二维图像

● 移植肾的形态、大小。

● 移植肾皮质回声是否均匀、集合系统是否分离、输尿管是否扩张，以及移植肾周围有无异常。

● 检查原肾和膀胱情况，明确是否存在占位性病变。

CDFI

● 肾血管分布。

● 脉冲多普勒检测吻合口、主肾动脉、上中下段动脉、叶间动脉的峰值流速及阻力指数。

● 可疑血管狭窄时，需测量狭窄远段收缩期加速度时间及加速度。

CEUS

● 有助于评价移植肾梗死及实质灌注。

附2B：肾上腺

正常成年人肾上腺声像图（图附2B-1）

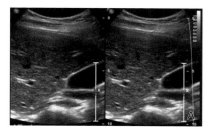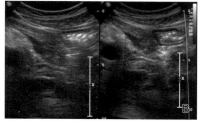

图附 2B-1 正常成年人肾上腺

A.右肾上腺；B.左肾上腺

正常值

长：4.0 ~ 6.0cm。

宽：2.0 ~ 3.0cm。

厚：0.2 ~ 0.8cm。

扫查方法

● 纵切面：探及肾长轴后，将探头向内移动至其消失处，右侧可显示肾与下腔静脉间隙，左侧可显示肾与腹主动脉间隙，通过一系列纵切面充分显示此区域，观察有无肾上腺增大及占位性病变。

● 横切面：对肾上极横切扫查，然后向头侧移动探头至其消失处，利用肝、脾作声窗即可充分显示两侧肾上腺区域。

解剖知识复习

● 肾上腺是成对的腹膜后器官，呈薄片状。

右肾上腺：多呈三角形，位于右肾上极、肝、下腔静脉构成的间隙中。

左肾上腺：多呈半月形，位于左肾上极、脾、腹主动脉构成的间隙中。

● 两侧肾上腺的上缘相隔 4 ~ 5cm，其间排列结构由右至左分别为：下腔静脉、右膈脚、腹腔神经节、腹主动脉、腹腔干、肠系膜上动脉。

● 肾上腺包括 3 层组织，似三明治：两层皮质将髓质夹于中间。

①皮质：呈黄—黄褐色，由球状带、束状带、网状带 3 层组成。

②髓质：红色，由嗜铬细胞和交感神经节细胞组成。

● 肾上腺、肾共为肾筋膜包绕，但其间被疏松结缔组织分隔。

● 肾上腺动脉血供来源如下。

①腹主动脉发出肾上腺中动脉。

②膈下动脉发出肾上腺上动脉。

③肾动脉发出肾上腺下动脉。

相关链接

● 左肾上腺显示率较低，采用右侧卧位，利用脾为透声窗进行冠状切面扫查，可提高探查成功率。

● 由于肾上腺具有体积小、位置深、外形多变，而分布范围却较大的解剖学特点，故超声检查肾上腺时，应注意随时调节仪器的聚焦深度、动态范围等，以使肾上腺区尽可能获得清楚显示。

● 由于肾上腺位置较深或肥胖等原因，CDFI对病灶内血流显示的敏感度受限。

● 超声观察内容包括以下几方面。

①形态、大小是否正常。

②轮廓边缘是否清晰。

③内部回声有无异常改变。

④发现有局限性异常包块时，应仔细观察病变形态、大小、周边情况、内部回声特点，以及与周围组织结构（如肝、脾、肾、下腔静脉、腹主动脉等）的关系。

● 正常肾上腺超声报告。（摘自：北京协和医院《超声诊断科诊疗常规》人民卫生出版社，2012）

①超声描述：双侧肾上腺区可见肾上腺间隙回声，双侧肾上腺区未见异常占位性病变。

②超声提示：双侧肾上腺区未见明显异常。

● 肾上腺不同检查方法对比。

①螺旋CT薄层扫描：对肾上腺疾病具有重要的诊断和鉴别诊断价值。

②MRI：组织分辨力高，多参数、多系列成像可显示肾上腺较大肿瘤的某些特征。

③核素成像：有助于某些肿瘤定性、有无异位或转移的诊断。

（上述检查价格较昂贵，可选择性应用）

● 在肾上腺中由肺癌、乳腺癌血行转移的肿瘤较多，所以，肺癌、乳腺癌患者须注意检查两侧肾上腺。

● 成年人肾上腺约为肾的1/30，新生儿的肾上腺相对较大，约为肾的1/3，应用高频探头，可使新生儿肾上腺得以清晰显示。

第二节 输 尿 管

输尿管长轴声像图见图2-6。

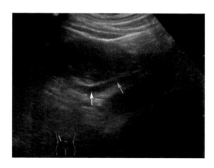

图 2-6 输尿管长轴

正常值

目前尚无统一标准，多数学者认为：输尿管内径为 0.5 ~ 0.7cm，狭窄部内径约 0.2cm。

扫查方法

● 侧腰部探查，获得肾长轴断面后，自肾盂向下探查至肾盂输尿管连接部，如有扩张，沿扩张的输尿管向下追踪探查。

● 充盈膀胱，对双侧输尿管开口部及膀胱壁段进行观察。

● 于下腔静脉或腹主动脉外侧 1 ~ 2cm 处寻找有无扩张的输尿管，向上或向下追踪观察输尿管情况。

解剖知识复习

● 输尿管全长 20 ~ 34cm，分 3 段。

①腹部（上段）：起自肾盂输尿管连接部，止于跨越髂总动脉处。

②盆段（中段）：起自髂总动脉前方，达膀胱后壁。

③膀胱壁段（下段）：斜穿膀胱壁，止于输尿管口处。

● 输尿管的 3 个狭窄处（内径约为 0.2cm）如下。

①输尿管与肾盂连接处。

②输尿管跨越髂总动脉或髂外动脉处。

③膀胱壁内段。

相关链接

● 超声观察内容：观察输尿管走行有无扩张、狭窄、梗阻；输尿管管腔内及其周围有无肿物、结石等异常回声。

● 超声探查输尿管应常规检查肾和膀胱。

● 输尿管管口的喷尿状态可间接反映输尿管的通畅程度或蠕动功能。

尿流正常最高流速：（31.8 ± 15.3）cm/s。

平均流速：（20.0±10.2）cm/s。

持续时间：（2.5±1.3）s。

● 结石主要位于输尿管3个生理狭窄部，输尿管肿瘤或转移性肿瘤压迫则可发生于输尿管任何部位，故重点应在扩张的输尿管中断处仔细寻找。

● 输尿管膀胱壁段的病变，可因充盈膀胱后方回声过强而被掩盖。适当抑制远场增益可得到改善。

● 肠气干扰会影响输尿管腹段病变的超声探查，应结合其他检查以免漏诊。

● 探头加压扫查

①可排开肠管干扰且能缩短探头与输尿管的距离，提高图像质量。

②对体型较瘦者，过分加压可使扩张的输尿管压瘪，以致不能显示。

第三节　膀　胱

膀胱横切面及纵切面（图2-7）。

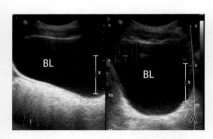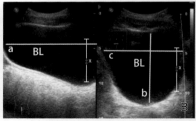

图 2-7　膀胱横切面及纵切面

A.膀胱（BI）标准横（左图）、纵（右图）切面；B.两种切面测量方法

正常值

残余尿量＜10ml［计算方法：0.52×a（上下径）×b（前后径）×c（左右径）］。

正常膀胱壁（适度充盈时）厚度＜4mm。

扫查方法

● 经腹壁：充盈膀胱，于耻骨联合以上做一系列纵切面、横切面、斜切面的移动扫查，观察膀胱壁有无局限性增厚、膀胱腔内有无异常回声等。

● 经直肠：排净大便，适度充盈膀胱，随手法转动探头，可做纵向、横向和斜冠状扫查。

● 取膀胱最大横切面，测量膀胱腔的左右径、前后径。

取膀胱最大纵切面，测量膀胱腔上下径。

● 膀胱壁厚度测量：自膀胱壁外层（浆膜层）的外缘，测至内层（黏膜层）的内缘，见图 2-8。

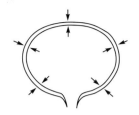

图 2-8　膀胱壁厚度测量

解剖知识复习

● 膀胱壁自外向内：浆膜层、肌层、黏膜下层、黏膜层。

● 膀胱分为四部分：尖、体、底、颈。

膀胱尖：朝向前上方。

膀胱底：膀胱后下部分，呈三角形。

膀胱体：尖与底之间部分。

膀胱颈：膀胱最下部变细部分，尿道内口位于此。

● 膀胱三角区：位于膀胱底部，3 个角是两侧输尿管口和尿道内口，见图 2-9。

● 膀胱与周围组织毗邻关系如下。

前方：下腹壁。

前下方：耻骨联合。

后方：(男性) 精囊、输精管壶腹、直肠；(女性) 阴道、子宫颈。

膀胱下壁：(男性) 与前列腺紧密临接；(女性) 贴附在尿生殖膈上。

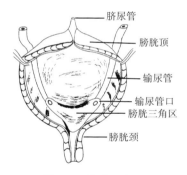

图 2-9　膀胱三角区

相关链接

● 正常成年人膀胱容量为 350 ~ 500ml。

● 排尿后残余尿量＜ 10ml 为正常，＞ 30ml 提示病理状态。

● 膀胱横切面：前方为前壁，后方为后壁或三角区，右方为左侧壁，左方为右侧壁，见图 2-10。

● 纵切时，前方为前壁，后方为后壁，右下方为三角区，正右方为膀胱颈部，左上方为顶部，见图 2-11。

● 膀胱三角区位置固定，膀胱充盈时其厚度基本不变。

● 超声测量残余尿量有一定的误差，不如导尿准确，但此法简单易行，可反复测定。

● 膀胱充盈后，经腹壁检查可在膀胱前壁下方出现腹壁混响伪像，使前壁模糊不清。加大近区抑制或利用组织谐波技术可减少此干扰，必要时可更换高频探头观察。

● 当膀胱内探及占位病变时，应嘱患者改变体位以观察病变的活动性。

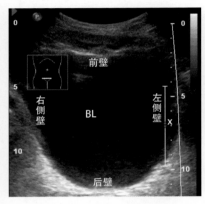

图 2-10　膀胱横切面

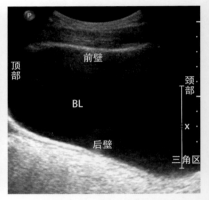

图 2-11　膀胱纵切面

第四节　前列腺

1. 经腹前列腺纵切面（图 2-12）

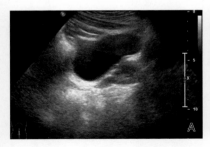

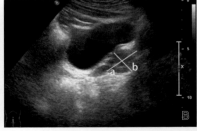

图 2-12　经腹前列腺纵切面

A. 标准切面；B. 前后径、上下径测量方法

2. 经腹前列腺横切面（图 2-13）

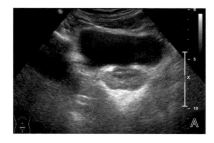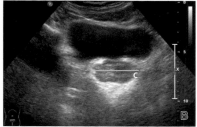

图 2-13 经腹前列腺横切面
A.标准切面；B.横径测量方法

3. 经直肠前列腺纵切面（图 2-14）

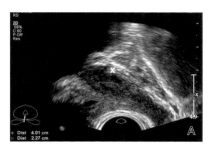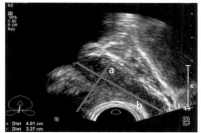

图 2-14 经直肠前列腺纵切面
A.标准切面；B.前后径、上下径测量方法

4. 经直肠前列腺横切面（图 2-15）

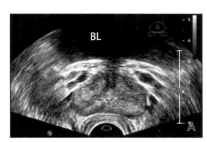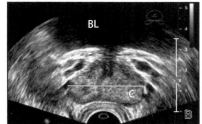

图 2-15 经直肠前列腺横切面
A.标准切面；B.横径测量方法

正常值

前后径（a）：2.5 ~ 3.0cm。

上下径（b）：3.0 ~ 4.0cm。

横径（c）：4.0 ~ 4.5cm。

重量：12 ~ 20g [重量（g）＝体积＝0.52×横径（cm）×厚径（cm）×上下径（cm）]。

扫查方法

● 经腹壁扫查法：仰卧位，适度充盈膀胱，先将探头纵向置于耻骨联合上方，使声束向下做前列腺矢状扫查，而后逆时针旋转探头，横置探头于耻骨联合上方，做横切面扫查。

● 经直肠扫查法：无须充盈膀胱，患者左侧卧位，探头置于直肠内，充分显示前列腺，分别进行横切及纵切扫查（外痔、肛裂患者慎用）。

● 上下径：正中矢状切面测量其上下最大径。

● 前后径：在正中矢状面或横切面测量最大厚度。

● 横径：获得最大横切面或最大斜冠状切面，测量最大横径。

解剖知识复习

● 前列腺分叶分区有以下两种分法。

（1）按解剖学分叶法，见图2-16：该法缺乏组织学依据，主要用于手术中及肛门指检时确定解剖位置。

①左右侧叶：最大，是增生好发部位，增大易压迫尿道导致排尿困难。

②后叶：癌好发部位。

③中叶：若发生增生，向上突入膀胱腔→尿道内口后唇隆起→影响排尿（直肠线阵扫描可清楚显示该叶）。

④前叶：甚小，无重要临床意义。

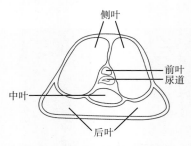

图2-16　前列腺五叶分法

（2）McNeal 分区见图 2-17：由 McNeal 于 1986 年提出的组织学分区法。

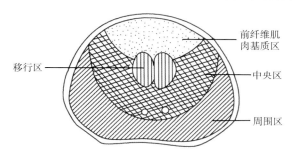

图 2-17　前列腺带区

（3）前列腺组织结构见图 2-18。

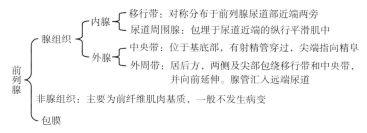

图 2-18　前列腺组织结构

相关链接

● 超声观察内容。

①腺体回声是否均匀。

②两侧结构是否对称。

③有否占位性病变。

④前列腺包膜是否光滑完整，对周围组织有无浸润现象。

● 经腹壁探查时，膀胱适度充盈即可。过度充盈，一方面增加了皮肤至前列腺的距离，另一方面妨碍探头向前列腺方向倾斜，影响前列腺的显示。

● 经腹前列腺超声检查，探头声束需指向内下方，显示的前列腺横切面图有一定倾斜，故其厚径测量值偏大。经直肠检查测量值较为可靠。

● 经腹部超声检查前列腺的图像分辨率远不及经直肠检查法。如有腹壁厚、局部瘢痕、膀胱充盈不良等情况，常使前列腺检查显示不清。

● 中央带腺体较粗大，并有淀粉样小体沉积于腺管，回声略高。此区带是结石或钙化的好发部位。

● 前列腺外腺对应周围区和中央区，内腺对应移行区。

● 正常前列腺，内腺、外腺比例为 1∶1。

● 内腺来自中胚层，是前列腺增生好发部位；外腺来自外胚层，是前列腺癌好发部位。

第五节　精　囊

经直肠精囊超声图像（图2-19）。

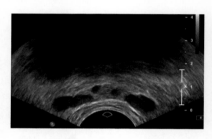

图2-19　经直肠精囊超声图像

正常值

长：4～5cm。

宽：1.5～2cm。

前后径：<1.5cm。

扫查方法

● 经腹壁扫查：适度充盈膀胱，将探头横置于耻骨联合上方，向耻骨联合后下方做横切扫查，获得前列腺横切面后，向上移动探头获得位于前列腺后上方两侧的精囊。

● 经直肠扫查：无须充盈膀胱，先行找到前列腺声像图，再于其上方偏后侧探查精囊。

● 测量：在矢状旁切面显示精囊最大长径和厚度后，以底部中点到颈部中点的连线作为长径；在连线的中点测量厚度。

解剖知识复习

● 精囊位于前列腺后上方，膀胱底和直肠之间，为左右成对的长扁形囊袋。

● 精囊由约15cm长的纡曲管状结构（末为盲端）盘曲成"橄榄球状"，

表面凸凹不平。

相关链接

● 精囊分泌黄色黏稠的液体，参与组成精液。如精液中含有血液，称血精，通常继发于精囊的良性充血或感染。

● 精囊大小的个体差异较大，通常两侧精囊大小相似，因此，比较双侧精囊的大小可作为评价精囊的客观方法。

● 正常精囊声像图

①纵切面：呈纺锤形或梭形无回声带，后方增强效应明显，腔内液体黏稠时可见细弱点状或小带状强回声。

②横切面：两侧精囊呈"领结"样在中线会合，边界清楚。囊壁回声略高、连续，内部透声较差，有纤细回声结构，呈网络状。

第六节　阴　囊

1. 正常睾丸、附睾纵切面图（图 2-20）

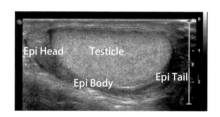

图 2-20　正常睾丸、附睾纵切面

Epi-Head.附睾头；Epi-Body.附睾体；Epi-Tail.附睾尾；Testicle.睾丸

2. 正常睾丸、附睾彩色多普勒血流图（图 2-21）

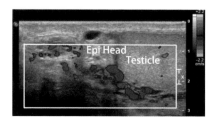

图 2-21　正常睾丸、附睾彩色多普勒血流图

Epi-Head.附睾头；Testicle.睾丸

3.附睾纵切面图（图2-22）

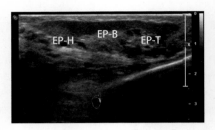

图2-22　附睾纵切面

EP-H.附睾头；EP-B.附睾体；EP-T.附睾尾；EP.附睾；T.睾丸

4.Valsalva动作检查精索静脉（图2-23）

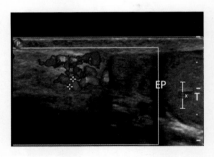

图2-23　Valsalva动作检查精索静脉

EP.附睾；T.睾丸

正常值

　　成年人睾丸：约4cm×3cm×2cm（长×宽×厚）。

　　附睾：厚0.5～1.2cm（头部）。

　　　　　厚＜0.2～0.5cm（体尾部）。

　　阴囊壁：厚0.2～0.8cm。

　　精索静脉：内径＜0.2cm。

小儿睾丸测量正常参考值（表2-2）

表2-2　小儿睾丸测量正常参考值（cm）

组别	长	宽
新生儿	1.2 ~ 1.5	0.8 ~ 1.1
6岁以内	1.5 ~ 2.0	1.0 ~ 1.2
青春期	3.0 ~ 4.0	2.0 ~ 3.0

扫查方法

● 纵切扫查：显示睾丸及附睾头、体、尾部，观察位于上方的部分精索。

● 横切扫查：对比观察两侧阴囊皮肤、附睾和睾丸的形态、大小、包膜和内部回声改变。

● 测量

①睾丸长轴切面测量长径及厚径，在与长轴垂直最大切面上测量宽径。

②附睾纵切面上测量附睾厚度，通常在患者同一部位观察大小变化。

③精索静脉选取纡曲明显处行内径测量。Valsalva试验后在同一部位测量，反流时间也需在同一部位测量。

解剖知识复习

● 阴囊是多层囊状结构。由纤维膜分为两个左、右对称的囊，内部包含睾丸及附睾。

● 睾丸为对称椭圆形结构，分前后缘、上下端、内外侧面。

前缘：游离。

后缘：有血管、神经和淋巴管出入，并与附睾和输精管睾丸部相连。

上端：被附睾头遮盖。

下端：游离。

外侧面：较隆凸，与阴囊壁相贴。

内侧面：较平坦，与阴囊中隔相依。

● 附睾呈新月形，由睾丸输出小管和纡曲的附睾管组成，紧贴睾丸上端和后缘。

● 附睾的长度与睾丸相似，其头侧端称附睾头，中部为附睾体，远端为附睾尾。

● 鞘膜腔：睾丸表面被有双层鞘膜结构，称睾丸固有鞘膜，外层为壁层，于睾丸系膜缘处反折黏附于睾丸表面，为脏层。脏、壁两层间的空隙为鞘膜腔。
相关链接
● 超声观察内容如下。

①睾丸：对比观察双侧睾丸大小、形态及内部回声、有无占位病变、有无微石症。观察睾丸内血流分布是否正常、血供有无增多或减少。

②附睾：重点观察大小、血流信号、回声是否均匀。

③精索静脉：观察内径是否增粗、走行是否规则、有无曲张，进行Valsalva动作观察有无反流。

● 附睾回声与睾丸相似，形态可呈"锥"形、"新月"形及"泪滴"形等。

● 检查精索静脉时，记录静脉数目及最大静脉内径，观察有无自发性反流，并测量安静状态下及Valsalva试验后静脉内径变化情况。

● Valsalva试验：深吸气后屏气。

①意义：Valsalva动作时，四肢大静脉或中等大小的静脉内径明显增宽，血流信号减少、短暂消失甚至出现短暂反流。

②原理：正常上肢静脉Valsalva反应是由于Valsalva动作时胸腔内压力增加；正常下肢静脉Valsalva反应是由于Valsalva动作时腹压增加所致。

③作用：用于判断从检查部位至胸腔或腹腔的静脉系统的开放情况。严重静脉阻塞才引起异常的Valsalva反应，当静脉腔部分阻塞时，可显示正常的Valsalva反应。

● 精索静脉曲张左侧多于右侧原因：左侧精索静脉走行陡直，垂直入左肾静脉，静脉回流阻力大；右侧精索静脉入下腔静脉，阻力小。

● 鞘膜腔内，尤其靠近睾丸上极和附睾周围常可见极少量液体，所产生的新月形无回声区，系正常现象。

● 新生儿睾丸大小约1.5cm×1.0cm，2～3个月时略有增大；约6个月时，睾丸体积缓慢减小，小于2个月时的体积；6个月至6岁，睾丸体积不变；6岁后至青春期睾丸缓慢增大。上述变化继发于血清中的卵泡刺激素、黄体激素及睾丸酮水平的变化。

● 儿童的附睾与睾丸的比例较成年人大，以后睾丸不断增大，附睾相对变小。

● 儿童睾丸回声较成年人偏低，8～9岁后睾丸回声逐渐增强至与成年人回声相同。这种改变是精子及其管道在成熟过程中组织发育的表现。

（程　辉　佟乃珲　杨国庆）

第3章　妇产科

第一节　妇　科

一、子　宫

（一）宫　体

1.经腹子宫纵切面及横切面（图3-1）

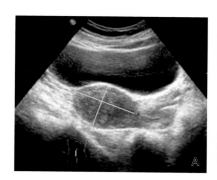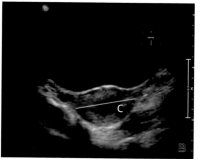

图3-1　经腹子宫纵切面及横切面

A.纵径、前后径测量方法；B.横径测量方法

2.经阴道子宫纵切面及横切面（图3-2）

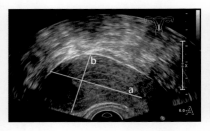 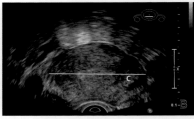

图3-2 经阴道子宫纵切面及横切面

A.纵径、前后径测量方法；B.横径测量方法

正常值（生育期）

纵径（a）：5.0 ~ 7.0cm。

前后径（b）：3.0 ~ 4.0cm。

横径（c）：4.0 ~ 5.0cm。

（二）宫　颈

宫颈纵切面（图3-3）。

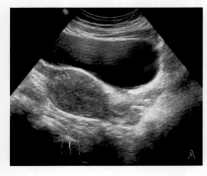 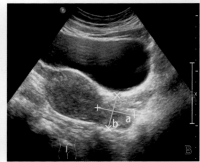

图3-3 宫颈纵切面

A.标准切面；B.测量方法

正常值（生育期）

长径（a）：2.5 ~ 3.0cm。

前后径（b）：＜3.0cm。

（三）子宫内膜

子宫内膜纵切面（图 3-4）。

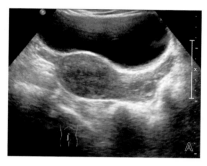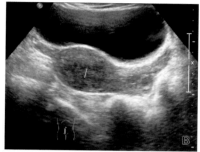

图 3-4　子宫内膜纵切面

A.标准切面；B.测量方法

- 月经期：厚 0.1 ~ 0.4cm。
- 增殖期（月经第 5 ~ 14 天）：厚 0.4 ~ 0.8cm。
- 排卵期：厚度达 1.1cm。
- 分泌期（月经第 15 ~ 28 天）：厚度达 0.7 ~ 1.2cm。
- 绝经后内膜：不超过 0.5cm。

月经周期与子宫内膜变化，见图 3-5。

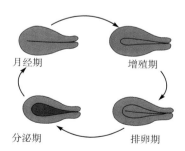

图 3-5　月经周期与子宫内膜变化

（四）宫内节育器（图3-6）

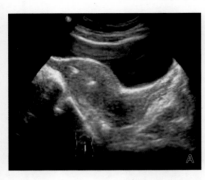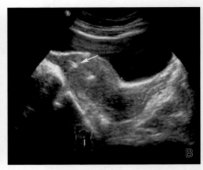

图3-6 宫内节育器强回声

A.节育器显示切面；B.节育器强回声（箭头所指）

正常位置

位于宫腔中上部，其上缘靠近宫底部内膜；子宫纵切面上节育器上缘到宫底外缘的距离＜2cm。

扫查方法

● 经腹壁超声：充盈膀胱为透声窗，将探头于下腹部做纵向、横向和斜向扫查，对感兴趣区进行多切面、多角度扫查。

● 经阴道超声

①将探头沿长轴旋转0º～90º可获得从矢状面至冠状面的任意切面。

②变换探头角度（在不引起阴道不适感的限度范围内）可显示不同部位。

③探头在阴道内推拉式移动，使探头靠近感兴趣区，并推开肠管，探测脏器，脏器位置较高时，左手可在腹壁加压配合以获取满意图像。

● 子宫内膜测量：（图3-7）：子宫矢状切面，测量包含两层内膜厚度。有宫腔积液时，分别测量前、后两层内膜厚度，两者相加，液体深度不计入。

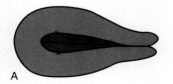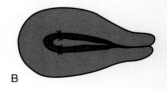

图3-7 子宫内膜测量

A.正常子宫内膜厚度测量法；B.有宫腔积液时子宫内膜测量法

解剖知识复习

● 女性内生殖器官包括阴道、子宫、输卵管及卵巢，后两者合称为附件。

● 子宫位于真骨盆内，前为膀胱，后为直肠乙状结肠。

● 子宫外面大部分有腹膜覆盖，情况如下。

①前陷凹：即膀胱子宫陷窝，是子宫前方盆腔腹膜间隙，一般为空，有时其内有肠袢。

②后陷凹：即直肠子宫陷窝（Dauglas陷凹），是盆腔腹膜覆盖子宫后壁及阴道后穹窿反折向直肠形成。

③子宫两侧腹膜反折形成阔韧带。

● 子宫壁分为3层。

①外层：浆膜层，是腹膜的脏层。

②中层：肌层，由平滑肌组成。

③内层：黏膜层，即子宫内膜，随着月经周期发生增生和脱落的周期性变化。

● 宫体与宫颈之间为子宫最狭窄的部分，称为子宫峡部，长约1cm。

● 子宫共有4对韧带，固定子宫于正常位置。

①圆韧带。

②阔韧带。

③主韧带。

④子宫骶韧带。

● 供应子宫的血管主要来自于子宫动脉及卵巢动脉。

● 子宫内膜由浅层（功能层）和深层（基底层）构成。功能层随月经周期发生周期性改变，基底层无周期性变化。

相关链接

● 子宫大小的判断应重点参考三径之和。个体差异可导致单纯某一径线增大，如无临床症状，不能认为异常。正常三径之和如下。

①经产子宫：15～18cm。

②未产子宫：12～15cm。

③绝经后子宫：≤13cm。

● 经阴道超声检查，后陷凹有少量游离液体属正常现象。当前陷凹或侧陷凹也出现积液，或后陷凹液体量较多时，应通过评价肝肾隐窝积液情况来评估整体积液量。

● 子宫位置判断

①前倾位：子宫向前弯曲，与阴道成角。

②前屈位：子宫体明显前弯，与子宫颈间向前成角。

③中位（水平位）：子宫体与宫颈在同一水平。

④后倾位：子宫体向后弯曲，与阴道成角。

⑤后屈位：子宫体明显向后弯曲，与宫颈间向后成角。

● 受性激素影响，子宫形态和大小随年龄发生变化。

①新生儿期：子宫高出小骨盆上口，输卵管和卵巢位于髂窝内，宫颈较宫体长而粗。

②性成熟前期：子宫迅速发育，壁增厚。

③性成熟期：宫体与宫颈之比为 2：1。

④经产妇：子宫各径、内腔均增大，重量可增加一倍。

⑤绝经后期：子宫萎缩变小，壁变薄。

● 宫体与宫颈长度比值

①新生儿期：1：2。

②青春期：1：1。

③性成熟期：2：1。

④绝经后期：1：1。

● 子宫内膜功能层受雌、孕激素影响发生周期性变化。

①增殖期：与卵巢卵泡期对应，在雌激素作用下，子宫内膜腺体和间质细胞呈增殖状态。可分为早、中、晚期。

a.早期：月经周期第 5～7 天，内膜薄，单层厚度 0.1～0.2cm。

b.中期：月经周期第 8～10 天，间质水肿，腺体数增多，腺上皮增生活跃。

c.晚期：月经周期第 11～14 天，内膜厚 0.4～0.8cm，腺体长且弯曲，小动脉管腔增大。

②分泌期：与卵巢黄体期对应，在孕激素作用下，子宫内膜呈分泌反应。分为早、中、晚期。

a.早期：月经周期第 15～19 天，腺体更长，间质水肿，螺旋小动脉继续增生。

b.中期：月经周期第 20～23 天，内膜较前更厚，腺体发生顶浆分泌，间质高度水肿，螺旋小动脉增生。

c.晚期：月经周期第 24～28 天，子宫内膜厚达 1.2cm，螺旋小动脉迅速增长，更弯曲，管腔扩张。

③月经期：月经周期第 1～4 天，内膜组织坏死、剥脱，毛细血管和小动脉破裂，形成经血。

● 子宫内膜超声表现

①月经期：内膜薄，内膜分层结构不清，宫腔线清晰。

②增殖期："三线"征。

基底层→中强回声。

功能层→低回声。

两侧内膜相接触处（宫腔线）→线状强回声。

③分泌期：内膜厚，内膜全层呈较均质高回声。

● 疑子宫畸形者，超声检查应选择在月经前期，此时内膜相对较厚且回声偏强，超声易于识别。

● 疑内膜病变者（如内膜增生或内膜息肉），超声检查应选择在月经干净后3～4d进行，此时内膜处于较薄的时期，且功能层为低回声，易于识别息肉等中强回声病变。

● 正常产褥期子宫超声表现。

①1周内回声可不均匀，1周后接近正常子宫回声。

②产后子宫内膜多呈线状高回声，基底线与肌层分界不清，厚≤1.0cm，如宫腔内出现增强团块回声，厚度＞1.5cm，应注意胎盘胎膜残留可能。

③产后5～7d子宫逐渐恢复至妊娠前形态，宫体、宫颈分界逐渐明显，宫颈管低回声逐渐缩小，恢复至妊娠前宫颈管的梭形结构。

④剖宫产后切口处局部外突，肌层呈不均匀高回声，术后4周切口处高回声消失，恢复至妊娠前子宫表面形态。

● 宫内节育器移位的超声诊断

①下移：节育器上缘到宫底外缘距离＞2.0cm，或节育器下缘达宫颈区。

②脱落：宫腔内无节育器回声应考虑节育器脱落。

③嵌顿：宫腔内无节育器或仅见部分回声，而子宫肌壁间可见部分或全部节育器回声。

④外移：宫腔和肌壁内均无节育器，在腹腔或子宫直肠窝等处可见节育器强回声。

⑤带器妊娠

a.节育器在妊娠囊以外时，对妊娠囊影响不大。

b.节育器与妊娠囊靠近，或妊娠囊突入节育环内，将影响胚胎发育，甚至流产。

c.继续妊娠时，超声监测至少至中期妊娠，观察节育器的位置改变。

二、卵 巢

经腹超声、经阴道超声声像图（图3-8）

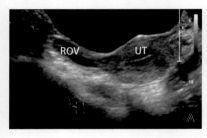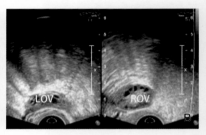

图3-8 卵巢经腹、经阴道超声声像图

A.经腹卵巢切面；B.经阴道左卵巢（LOV）、右卵巢（ROV）切面；UT.子宫

正常值

长 × 宽 × 厚：4.0cm×3.0cm×1.0cm（成年女性）。

扫查方法

● 经阴道扫查：沿双侧宫角向外扫查，在输卵管等结构形成的低回声远端、髂血管内侧可显示卵巢低回声结构。

● 经腹壁扫查，将超声探头侧向盆壁，在髂血管内前方易获得卵巢的斜冠状切面。

● 于卵巢最大长轴切面测量卵巢长径及前后径，最大横切面测量卵巢横径。

解剖知识复习

● 卵巢移动度较大，多位于卵巢窝内（Waldeyer窝）。其周围毗邻关系如下。

前方：闭塞的脐动脉。

后方：输尿管及髂内动脉。

上方：髂外静脉。

● 卵巢实质分为皮质和髓质两部分。

①浅层为皮质：内含数以万计不同发育阶段的卵泡。

②中央部为髓质：由疏松结缔组织、血管、淋巴管和神经等组成。

● 卵巢为双重血供，由子宫动脉卵巢支和卵巢动脉供血。

● 青春前期卵巢表面光滑，青春期开始排卵后，表面逐渐凹凸不平，绝经后卵巢萎缩变小。

● 卵巢附属器：是性腺发育过程中残留于卵巢系膜内的胚胎组织，包括卵巢冠、囊状附件、卵巢旁体。

● 输卵管在子宫两侧行于阔韧带上缘前后两层之间，内侧开口于子宫腔，与子宫角相连，外端游离，与卵巢接近，开口于腹腔。

● 输卵管为腹腔内位器官，移动度较大，其位置随子宫大小和位置变化而变化。

● 左侧输卵管与乙状结肠和直肠毗邻，右侧输卵管与小肠、阑尾、右输尿管盆段相邻。

● 输卵管为一细长而弯曲的管道，全长8～14cm，根据输卵管形态可分四部分。

①间质部：通入子宫壁内的部分，狭窄而短，长约1cm。

②峡部：间质部外侧的一段，管腔也较窄，长2～3cm。

③壶腹部：位于峡部外侧，管腔较宽大，长5～8cm。

④漏斗部（伞部）：输卵管末端，开口于腹腔，游离端呈漏斗状。

● 盆腔淋巴结群

①髂总淋巴结，沿髂总动脉排列。

②髂外淋巴结，位于假骨盆，在膀胱外侧近盆壁，沿髂外静脉排列。

③髂内淋巴结，位于髂内血管周围。

④骶淋巴结。

⑤闭孔淋巴结。

相关链接

● 卵巢产生卵子及激素，其合成及分泌的激素主要有雌激素、孕激素、少量雄激素。

● 青春期开始至绝经前，卵巢在促卵泡素（FSH）和促黄体生成素（LH）作用下，呈周期性变化，如图3-9。

①卵泡期：育龄妇女每一月经周期有数个卵泡生长发育，优势卵泡能达到成熟，其余自行退化。

②排卵期：卵泡发育成熟后，移向卵巢表面并向外突出，最终表层破裂而排卵。

③黄体期

a.排卵后卵泡壁塌陷，血液进入卵泡腔、凝固，形成血体。

b.随着血液被吸收，颗粒细胞和内膜细胞增殖、黄体化，形成黄体。

c.受精：胚胎分泌人绒毛膜促性腺激素（HCG），黄体继续发育为妊娠黄体，持续至妊娠3～4个月后，退化为白体。

未受精：排卵后第9～10天，黄体变性，渐被结缔组织取代，成为白体而萎缩、溶解。

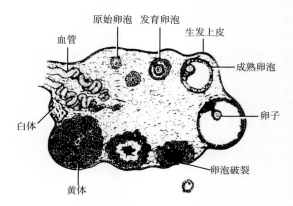

图 3-9 卵巢周期性变化

● 经阴道超声寻找卵巢小技巧

①子宫前屈位时：首先获取宫底冠状切面，然后向宫角和阔韧带方向移动探头，显示宫角后，上下缓慢摆动探头柄。

②卵巢位置过高：受检查者适当抬高臀部或按压受检者两侧腹壁，使卵巢更接近探头。

● 经阴道超声探头的优点

①探头在阴道内紧贴宫颈、阴道穹窿、盆腔器官的声像图显示清晰，图像显示明显较经腹超声清晰。

②不需要充盈膀胱，盆腔器官处于自然状态，尤其对重症患者非常有益。

③经阴道彩色多普勒超声检查，对子宫动脉显示比腹部更明显。

④经阴道超声引导下的穿刺是目前介入性超声最常用的途径。

● 经阴道超声检查局限性

①由于探头频率的原因，对于＞10cm的包块、中晚期妊娠胎儿，经阴道超声难以显示全貌，只能显示局部。

②对于处女膜完整、阴道严重感染、老年性阴道萎缩、先天性阴道狭窄及闭锁者，不能进行经阴道超声检查。

● 卵巢大小的超声测量应包括功能性囊肿在内。

● 正常卵巢为扁椭圆形，边界稍凹凸，中央部为高回声髓质，周围为低回声皮质，生长卵泡位于卵巢皮质层内。

● 卵巢大小在月经周期不同阶段会有所变化，围排卵期容积最大，黄体期最小。

● 正常绝经后一年，经腹超声卵巢基本无法显示。经阴道超声可显示卵巢为较低回声结节，无法显示卵巢内结构。

● 排卵的超声表现

①优势卵泡突然变小或消失。

②血体形成：卵泡破裂后血液充盈形成囊性血体结构，表现为边界不清、形态不规则、内壁较卵泡壁稍厚的混合性回声区。

③CDFI显示血体周围环状血流信号，为低阻频谱。

④盆腔积液：由于卵泡液流出，于子宫直肠窝见少量积液。

⑤子宫内膜呈分泌期高回声。

● 黄体超声表现多变化，可为完全囊性、混合性及完全实性回声结构。

三、妇科多普勒超声

正常值

● 子宫动脉RI

育龄期：0.86 ± 0.04。

增生期：0.88 ± 0.05。

黄体期：0.84 ± 0.06。

绝经后：0.89 ± 0.06。

● 卵巢动脉RI

平均值：0.92 ± 0.08。

卵泡期：0.86 ± 0.04。

黄体期：0.83 ± 0.04。

绝经后：约0.94。

● 卵巢动脉峰值流速

$10 \sim 40 \text{cm/s}$。

扫查方法

● 应用TVS彩色多普勒。

● 子宫动脉：于子宫、宫颈连接处可识别，可显示子宫动脉在阔韧带上行至子宫和输卵管连接处的整个走行。

● 卵巢动脉：相当于盆壁上缘，跨过髂外动静脉，进入卵巢悬韧带向内侧下行。

● 进行频谱分析时，使用较小取样容积，可避免采集到多条血管血流信号。

● 绝经后卵巢血流速度减低，脉冲重复频率（PRF）需采用低流速范围并调节彩色壁滤波，再结合能量多普勒成像，可改善血流显示。

解剖知识复习

● 子宫动脉解剖结构，见图3-10。

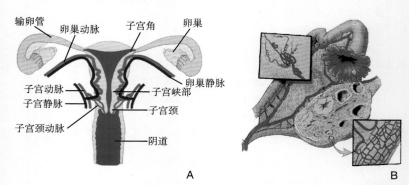

图3-10 子宫动脉解剖

A.解剖示意图；B.局部放大图

● 子宫动脉为髂内动脉分支，在阴道上端宫颈部分为上下两支，上支为宫体支，主要分布于子宫、输卵管及卵巢，下支为宫颈-阴道支，主要分布于宫颈及阴道上部。

● 子宫动脉走行：沿肛提肌内侧向宫体走行→（距宫颈2cm处）跨过输尿管前上方→沿子宫侧缘在阔韧带内纡曲上行→子宫和输卵管连接处→（宫角向外侧）走行至卵巢门→与卵巢动脉吻合。

● 卵巢动脉：起自腹主动脉外侧缘，相当于腹主动脉发出肾动脉略偏下方水平，向下走行至盆腔。

● 子宫两侧的弓形静脉汇成子宫静脉，经髂内静脉，进入髂总静脉。

● 左卵巢静脉回流入左肾静脉，右卵巢静脉回流入下腔静脉。

相关链接

● 彩色多普勒超声和经阴道超声扫查方法相结合，可应用于以下领域。

①盆腔疼痛或怀疑异位妊娠者，用于鉴别优势卵泡或黄体囊肿（异位妊娠囊和黄体囊肿均具"火环"彩色血流，可通过检测多普勒信号起源于卵巢或起源于附件包块来鉴别）。

②检测异常宫内妊娠胎盘组织、异位妊娠、产后宫内残留物。

③诊断卵巢扭转（卵巢内无正常血流信号）。

④卵巢和附件肿块诊断。

⑤探测子宫异常，包括子宫肌瘤、息肉、肿瘤、动静脉畸形和盆腔充血综合征等血管异常。

- 子宫动脉对营养子宫起绝对主导作用。
- 子宫动脉RI值变化的一些规律
① 随绝经年份增加RI增大。
② 妊娠期RI值明显下降，这与正常胎盘及胎儿生长需要更多血流有关。
③ 增生期RI值比黄体期高。
- 子宫动脉RI值各生理期不同可能与雌激素水平波动有关。
- 卵巢动脉血流在月经周期不同阶段表现不同。
① 优势卵泡形成前：低速高阻血流，舒张期血流减少或消失。
② 围卵泡期和黄体期：优势卵泡侧RI值显著下降。
③ 非优势卵泡侧卵巢血流周期性改变较优势侧小，血流波形在整个月经周期中均保持高速。
- 卵巢动脉RI值变化归因于激素对管壁顺应性的影响，从而导致卵泡后期和黄体早期流向卵巢的血流增多。
- 绝经期卵巢血管呈低速高阻血流。绝经后卵巢不再排卵，保持相对静止状态，故收缩期血流速度低，舒张期血流很少或无血流。

四、输卵管通畅性检查方法对比（表3-1）

表3-1　输卵管通畅性检查方法对比

方法	X线输卵管碘油造影（HSG）	腹腔镜直视下输卵管通液术（LAP）	子宫输卵管2D造影（2D-HyCoSy）	子宫输卵管3D/4D造影（3D/4D-HyCoSy）	经阴道子宫输卵管4D造影（TVS 4D-HyCoSy）
放射性	有	无	无	无	无
创伤性	无	有	无	无	无
造影剂过敏	碘过敏	无	几乎无	几乎无	几乎无
造影后受孕时间	3个月	2周	2周	2周	2周
动态显示管腔内流动、病变	不可	不可	不可	可	可

五、盆底超声

● 盆底超声的意义

①评估肛提肌裂孔形态和变化。

②协助评价盆底功能障碍性疾病（FPFD）程度。

③发现及评估肛提肌和肛门括约肌损伤及程度。

④盆底术后的观察。

● 检查适应证

①妊娠及分娩后盆底功能评估。

②女性压力性尿失禁（SUI）或无意识漏尿、粪失禁患者。

③反复泌尿系感染，与膀胱相关联的疼痛患者。

④持续性排尿困难，或具有其他泌尿系症状患者。

⑤梗阻性排便障碍患者。

⑥阴道前壁和（或）后壁膨出及子宫脱垂患者。

⑦各类盆腔脏器脱垂（POP）和（或）尿失禁术前盆底结构及功能评估。

⑧上述手术的术后评估。

● 检查基本程序（图3-11）

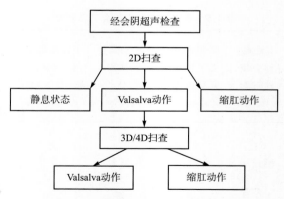

图3-11　盆底超声检查基本程序

● 观察内容

①残余尿量。

②逼尿肌厚度。

③膀胱尿道后角。

④尿道倾斜角。

⑤膀胱、膀胱颈、子宫、直肠的位置。

⑥膀胱颈移动度。

⑦尿道内口有无漏斗形成。

⑧尿道周围有无囊肿、包块或憩室。

⑨肛提肌、肛门括约肌。

⑩肛提肌裂孔面积。

（可概括为：残余尿量，4个距离，2个角度，1个厚度，1个面积，两组肌肉）

● 扫查提示

①需在残余尿＜50ml时测量逼尿肌厚度（正常＜5mm）。

②膀胱前上缘显示不清时，可嘱患者轻轻增加腹压观察。

③膀胱壁局限性收缩可致逼尿肌测量偏大，可建议患者30min后复查。

④膀胱完全排空后不易显示膀胱颈的位置。

⑤在做Valsalva动作时，探头不宜挤压膨出物，以免出现假阴性。

⑥如Valsalva动作不满意，可让患者站立检查。

⑦任何时候耻骨联合均应在图像中显示。

相关链接

● 女性盆腔解剖

①前方：耻骨联合下缘。

②后方：尾骨尖。

③两侧：耻骨降支、坐骨升支、坐骨结节。

● 盆底：是相互关联的有机整体，由盆底肌、韧带等结缔组织支撑盆腔内的解剖结构。

● 现代女性盆底解剖学理论

①盆底支持结构——水平方向——"三水平"理论。

②盆底解剖结构——纵轴方向——"三腔室"理论。

● 三水平理论

①顶端支持：主韧带-骶韧带复合体，支持子宫、阴道上1/3。

②水平支持：肛提肌群-直肠阴道筋膜、耻骨宫颈筋膜，支持膀胱、阴道上2/3和直肠。

③远端支持：会阴体和括约肌支持尿道远端。

● 三腔室理论（三腔室是以阴道前后壁为界矢状观）

①前腔室：包括耻骨联合（SP）、耻骨后间隙（Retzius间隙、膀胱前间隙）、阴道前壁、膀胱、膀胱颈（BN）、尿道（U）。

②中腔室：包括阴道穹窿、子宫。

③后腔室：包括阴道后壁、直肠阴道隔、直肠、肛管、会阴体。

● 盆底肌功能

①填充盆腔底部和会阴部。

②衬托盆腔器官于正常位置。

③维持阴道紧缩度。

④保证尿道及直肠括约肌正常功能。

● FPFD 原因

①盆底缺陷或支撑组织松弛及损失所致。

②妊娠、阴道分娩、绝经、长期增加腹压是危险因素。

③妊娠和绝经是其主要原因。

● FPFD 主要表现为：SUI、POP、性功能障碍。

● FPFD 发病率：30% 以上的妇女有不同程度 FPFD，约 1/3 的女性受到尿失禁的影响。

● 国际尿控协会（ICS）将 SUI 定义如下。

①腹压突然增加导致尿液不自主流出。

②不是由逼尿肌收缩或膀胱壁对尿液的压力引起的。

● SUI：主要由尿道括约肌功能减弱（内在括约肌缺陷）或膀胱颈、尿道过度活动所致，如咳嗽、喷嚏、大笑等。

● POP 包括：膀胱膨出、子宫脱垂、小肠膨出/肠疝、直肠膨出/脱垂。

● 膀胱尿道后角：近段尿道与膀胱后壁夹角，正常 90° ～ 100°。

● 尿道倾斜角：近段尿道与人体纵轴夹角，正常 < 30°。

● 膀胱、膀胱颈、子宫、直肠的位置：指膀胱、膀胱颈、子宫、直肠与耻骨联合后下缘水平线的距离。

● 膀胱颈移动度：静息状态与 Valsalva 动作时膀胱颈移动距离。

第二节　产　科

一、妊娠期超声检查的时机

● 孕早期妊娠

①普通超声检查：识别宫内妊娠，估计妊娠周，计数绒毛膜及羊膜囊数目，了解胚胎或胎儿情况。

②11 ～ 13^{+6} 周 NT 值测量：评估胎龄，筛查染色体畸形，早期诊断胎儿

某些严重畸形。

- 妊娠 20 ～ 24 周：重大结构畸形筛查和先心病的筛查。
- 妊娠 28 ～ 34 周：胎儿生长发育的监测，高危妊娠的管理。

二、孕早期（妊娠开始～ 13⁺⁶周）超声测量及观察内容

1 . 妊娠囊及卵黄囊见图 3-12

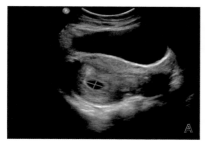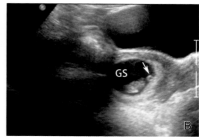

图 3-12　妊娠囊及卵黄囊

A . 妊娠囊测量方法；B . 卵黄囊超声图

2 . 胚胎长轴切面（包括头臀长测量，图 3-13 ）

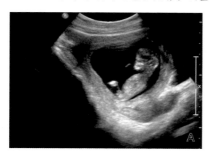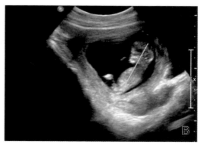

图 3-13　胚胎长轴切面

A . 标准切面；B . 头臀长测量方法

3.颈项透明层厚度（NT值，见图3-14）

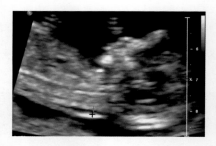

图3-14 颈项透明层（NT值）测量切面

扫查方法

● 正常妊娠11周前经腹扫查应适度充盈膀胱，妊娠11周后无需充盈膀胱。

● 在保证图像清晰的前提下，尽量采用低能量输出。

● 妊娠囊测量：取其最大直径（注意测量不包括绒毛膜高回声边缘）。一般还应用平均妊娠囊直径（MSD），测3次，取其平均值。

● 头臀长测量：应在胚胎最大长轴测量，或在胎儿正中矢状切面测量。此时胎儿为自然伸展姿势，无过伸或过屈，测3次，取其平均值。

● NT标准切面：胎儿正中矢状切，处于面向探头位置，胎体自然俯屈。

● NT测量方法：皮肤层内缘测量至筋膜层外缘。正常值（11～13^{+6}周）：＜2.5mm。

相关链接

● 提示孕早期最确定的超声表现是看到妊娠囊。一般妊娠5～6周可见，经阴道超声4～4.5周可见。

● 正常妊娠囊超声表现：小的圆形液体聚集，"双环"征的高回声组织包绕。

①中央液体积聚→绒毛腔。

②"双环"征。

a.内环：周围高回声绒毛形成。

b.外环：包蜕膜与真蜕膜之间的暗区（有认为是低回声蜕膜形成）。

● 孕早期三维超声可评价：胎儿心脏、大脑、肢体、胎盘及卵黄囊等。对脑室、脉络丛、胃泡等结构的显示均优于二维超声。

● 妊娠囊边缘有时可看到带有静脉血流的明显低回声区域，叫静脉湖，可能被误认为绒毛膜下血肿。其与妊娠结局是否有关还不确定,需超声密切随访。

● 测量头臀长易犯错误如下。

①未找到胎儿最大长度,低估孕龄。

②测量包括了胎儿下肢,高估孕龄。

③将卵黄囊误以为胎头部分测量在内。

● 卵黄囊是第一个可被超声证实的妊娠囊内结构,是宫内孕的标志。5 ~ 5.5 周时首次发现,直径 ≤ 6mm。10 周左右消失,最迟 12 周以前应消失。

● 胎心活动出现之前,卵黄囊大小和形态需放在早孕监测的首位。

①平均妊娠囊直径 ≥ 10mm,未见卵黄囊时,提示难免流产、妊娠囊枯萎。

②卵黄囊直径 > 10mm,或 < 3mm 提示预后不良。

● 估测孕龄可运用以下指标。

①妊娠囊:孕龄(周)= 妊娠囊最大直径(cm)+3(最宜时间为妊娠 5 ~ 7 周)。

②头臀长(CRL):孕龄(周)= CRL(cm)+ 6.5(最宜时间为妊娠 7 ~ 12 周)。

● NT 定义:胎儿颈后部皮下组织内液体积聚的厚度,为颈部皮下无回声层。

● NT 值临床意义:NT 增厚可能与染色体异常或其他异常有关,如唐氏综合征(21-三体)等先天畸形,尤其见于高龄产妇。

● NT 值测量注意事项。

①头臀长为 45 ~ 84 mm 时测量 NT,相当于妊娠 11 ~ 13^{+6} 周。

②应尽可能放大图像至只显示胎儿头颈部及上胸部,令测量游标的轻微移动只能改变测量结果 0.1 mm。

③显示并确认胎儿背部皮肤及 NT 前后平行的两条高回声带,测量时应在 NT 最宽处测量,且垂直于 NT 无回声带,测量游标的内缘应置于无回声的 NT 外缘测量。

④测量 3 次,并记录测量所得的最大数值。

⑤颈部脑脊膜膨出时,注意辨认,避免误测。

⑥脐带绕颈时,需测量脐带绕颈处上下 NT 厚度,并取其平均值。

⑦应明确区分皮肤和羊膜,避免将羊膜误认为皮肤而误测 NT。

三、孕中期、孕晚期(14 ~ 40 周)超声测量及观察内容

正常胎儿超声测量内容

1. 双顶径(BPD)切面(图 3-15)

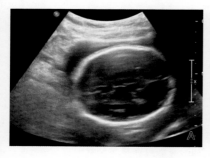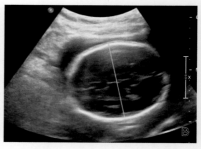

图3-15 双顶径切面

A.双顶径标准切面；B.测量方法

● 标准切面：颅脑横断面，左右结构基本对称，显示脑中线、下丘脑、透明隔腔及远场侧脑室后角。

● 测量方法：近场颅骨骨板外缘至远场颅骨内缘间垂直于脑中线的最大距离。

● 胎儿双顶径测量正常参考值（表3-2）。

表3-2 胎儿双顶径测量正常参考值（mm）

孕周	−2SD	均数	+2SD	孕周	−2SD	均数	+2SD
12	16.3	20.1	23.9	25	59.0	65.0	71.0
13	18.8	22.2	25.6	26	63.1	67.7	72.3
14	23.3	27.1	30.9	27	64.8	71.7	77.4
15	28.4	32.2	36.0	28	68.1	74.6	81.0
16	30.5	35.2	40.0	29	71.2	76.6	82.0
17	35.1	39.6	44.1	30	74.1	79.7	85.2
18	38.3	42.8	47.3	31	77.8	82.0	86.3
19	41.9	46.2	50.5	32	78.1	83.9	89.8
20	45.2	49.3	53.4	33	80.0	85.5	91.0
21	47.6	52.3	56.9	34	83.5	88.6	93.6
22	51.2	55.2	59.2	35	82.3	88.5	94.8
23	53.9	58.8	63.6	36	86.3	92.3	98.4
24	58.5	61.9	66.4	足月	88.8	95.2	101.6

● BPD孕中期至足月正常增长速度。

妊娠31周前平均增长3mm/周。

妊娠31~36周平均增长1.5mm/周。

妊娠36周后平均增长1mm/周。

2. 头围（HC）切面（图3-16）

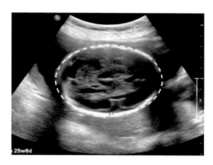

图3-16 头围切面

● 标准切面：同BPD切面

● 测量方法

①用椭圆功能键沿胎儿颅骨外缘测得，不包括颅骨外软组织。

②HC=（BPD+OFD）×1.62。

● 临床意义：可全面显示胎头实际大小，在孕晚期取代双顶径测量。

● 胎儿头围测量正常参考值（表3-3）。

表3-3 胎儿头围测量正常参考值（mm）

孕周	−2SD	均数	+2SD	孕周	−2SD	均数	+2SD
12	68.1	76.5	84.9	25	214.5	230.4	246.2
13	76.3	83.3	90.3	26	226.4	243.4	260.4
14	86.5	96.0	105.5	27	235.0	252.5	269.9
15	104.5	113.4	122.4	28	248.7	263.7	278.8
16	109.7	125.9	142.0	29	254.7	272.1	289.5
17	126.1	141.6	157.2	30	266.6	281.8	297.0
18	142.2	154.6	167.0	31	277.2	285.9	294.6
19	152.8	165.0	177.2	32	276.5	294.4	312.3
20	163.4	177.5	191.6	33	282.6	298.0	313.4
21	173.0	188.2	203.5	34	288.3	305.5	322.7
22	184.3	198.2	212.1	35	292.2	310.8	329.5
23	196.3	212.2	228.0	36	303.9	323.3	342.7
24	210.8	223.6	236.5	足月	317.8	338.2	358.6

3.透明隔腔切面（图3-17）

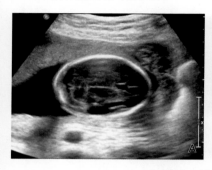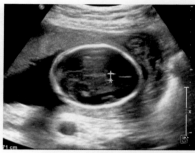

图3-17 透明隔腔切面

A.透明隔腔标准切面；B.测量方法

● 标准切面：丘脑水平胎头横切面，显示前部脑中线及方形的透明隔腔。

● 正常值：左右径＜10mm。

● 透明隔腔是双顶径和头围测量标准切面标记之一。

4.侧脑室切面（图3-18）

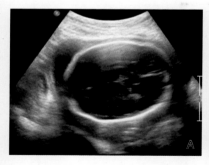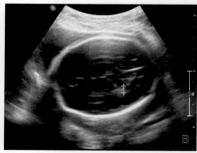

图3-18 侧脑室切面

A.侧脑室标准切面；B.测量方法

● 标准切面：颅骨光环呈椭圆形，显示侧脑室体部、后角及侧脑室内脉络丛。

● 测量方法：取样点置于线样强回声壁和侧脑室内无回声区的交界处，

测量侧脑室后角宽度。

● 中晚孕期正常值：≤ 10mm。

● 临床意义：侧脑室扩张是大脑发育异常的非特异性标志，常合并许多不同的颅内畸形。

5. 小脑横切面（图 3-19）及小脑延髓池切面（图 3-20）

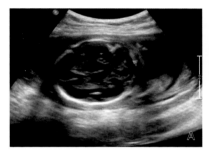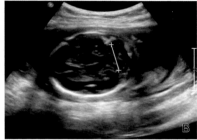

图 3-19　小脑横切面

A. 小脑标准横切面；B. 测量方法

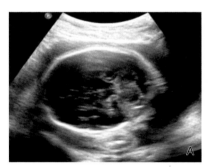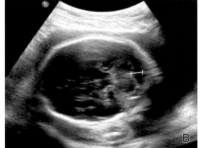

图 3-20　小脑延髓池切面

A. 小脑延髓池标准切面；B. 测量方法

● 标准切面：显示小脑半球、中线处的小脑蚓部、小脑延髓池。

● 测量方法

小脑延髓池宽度：测量小脑蚓部后缘及颅骨强回声内缘间距离。

小脑横径：测量左、右小脑半球两侧间距离。

● 正常值：小脑延髓池宽＜ 10mm。

小脑横径于 24 周前约等于孕周数。

● 临床意义：某些脊柱发育缺陷致颅后窝内结构发生异常改变，如"香蕉小脑"，小脑延髓池异常增大或消失。

6.双眼眶切面（图3-21）

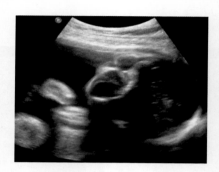

图3-21　双眼眶切面

● 标准切面：显示双眼眶最大横切面。

● 正常值：两眼眶无回声直径与内眼距三者基本等大。

7.颈项皮肤、皮下组织厚度（NF）

● 定义：14周后，淋巴系统发育完善，颈项透明层消失、皮肤增厚、皮下脂肪积累。

● 测量切面：小脑平面。

● 测量方法：从枕骨外缘测量至皮肤外缘。

● 正常值（15～21周）：≤5～6mm。

● 临床意义：同NT。

8.心胸比值测量切面（图3-22）

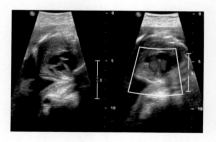

图3-22　心胸比值测量切面

● 定义：心脏面积占胸腔面积的比值。

● 标准切面：心尖四腔切面，显示心脏四腔、完整的室间隔、原发房间隔、左右房室瓣。

● 正常值：0.25 ~ 0.33。

9.腹围测量切面（图3-23）

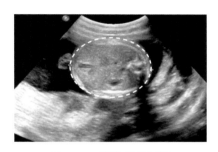

图3-23　腹围测量切面

● 标准切面：显示胎儿胃泡、肝门静脉左、右支及脊柱的横切面，尽量使胎儿腹部横切面呈圆形。

● 测量方法：在胎儿呼吸样运动间歇进行，用椭圆功能键进行测量（包括皮肤层）。

● 胎儿腹围测量正常参考值（表3-4）。

表3-4　胎儿腹围测量正常参考值（mm）

孕周	-2SD	均数	+2SD	孕周	-2SD	均数	+2SD
12	55.3	60.3	65.4	25	179.4	205.4	231.5
13	62.6	67.2	71.8	26	192.2	217.7	243.2
14	80.1	86.1	92.1	27	200.6	223.6	246.6
15	91.9	98.3	104.7	28	212.6	235.2	257.8
16	95.5	108.6	121.8	29	215.5	243.2	270.9
17	106.2	121.2	136.2	30	228.6	256.2	283.7
18	114.1	133.5	152.9	31	229.3	262.3	295.3
19	122.9	141.6	160.3	32	247.1	273.5	299.9
20	134.3	153.8	173.2	33	256.2	284.6	313.0
21	145.0	164.1	183.1	34	264.6	293.9	323.2
22	153.1	174.1	195.1	35	272.9	302.4	331.8
23	164.2	185.3	206.3	36	296.0	317.4	338.9
24	173.2	194.4	215.6	足月	299.5	324.0	348.6

10. 肾切面（图 3-24）

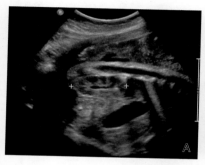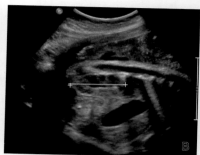

图 3-24　肾切面

A. 肾长轴标准切面；B. 肾长径测量方法

● 标准切面：沿胎儿脊柱旁做矢状切面扫查，显示肾最大纵切面。
● 测量方法：测量肾长径和横径，显示肾的横切面测量厚径。
● 胎儿肾测量正常参考值（表 3-5）。

表 3-5　胎儿肾测量正常参考值（$\bar{x} \pm s$，mm）

孕周	长径		厚径		横径	
	左肾	右肾	左肾	右肾	左肾	右肾
25	30.0 ± 2.6	29.7 ± 1.9	16.0 ± 2.0	15.6 ± 1.9	19.6 ± 1.9	20.0 ± 3.1
26	30.4 ± 4.9	29.3 ± 3.2	16.3 ± 1.8	16.9 ± 2.7	20.1 ± 2.5	20.5 ± 2.8
27	33.6 ± 3.0	33.6 ± 3.5	17.5 ± 1.9	18.0 ± 2.9	22.2 ± 2.9	22.2 ± 3.1
28	33.9 ± 2.9	33.2 ± 3.1	18.2 ± 1.8	18.0 ± 1.9	22.7 ± 2.1	23.1 ± 2.8
29	34.7 ± 3.6	34.7 ± 3.3	18.4 ± 2.1	19.0 ± 1.6	23.1 ± 2.7	23.6 ± 2.8
30	24.9 ± 4.0	35.3 ± 4.2	18.7 ± 2.5	18.7 ± 2.3	23.6 ± 2.9	23.9 ± 2.9
31	36.7 ± 3.7	36.4 ± 3.9	19.5 ± 2.1	20.1 ± 2.4	24.5 ± 2.3	24.4 ± 2.7
32	38.1 ± 3.4	37.6 ± 3.7	20.4 ± 2.5	20.0 ± 2.5	25.3 ± 2.6	25.6 ± 2.7
33	40.5 ± 3.8	40.6 ± 3.6	21.3 ± 3.1	21.6 ± 2.5	25.8 ± 2.4	26.6 ± 2.4
34	39.4 ± 4.1	39.7 ± 3.6	20.6 ± 2.4	20.2 ± 2.8	26.5 ± 2.6	26.1 ± 2.9
35	39.4 ± 4.0	40.0 ± 4.1	21.4 ± 2.3	25.5 ± 2.7	26.3 ± 2.2	26.6 ± 2.8
36	40.5 ± 4.6	41.9 ± 4.4	21.8 ± 2.6	21.8 ± 3.3	27.4 ± 3.8	28.0 ± 3.2
37	41.9 ± 3.8	41.5 ± 3.8	20.9 ± 2.6	21.2 ± 2.4	27.3 ± 2.3	27.4 ± 2.8
38	42.5 ± 3.9	40.7 ± 3.1	21.1 ± 2.9	22.2 ± 4.8	27.9 ± 2.6	28.0 ± 2.4
39	42.4 ± 3.9	41.5 ± 3.0	21.3 ± 2.9	21.6 ± 3.0	28.2 ± 2.6	28.9 ± 3.0
40	44.3 ± 3.1	43.5 ± 3.0	20.8 ± 2.5	22.1 ± 2.8	28.5 ± 2.8	30.2 ± 2.9

11.肾盂宽度测量切面（图 3-25）

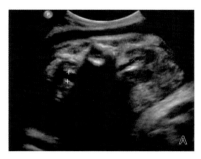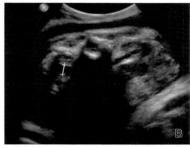

图 3-25 肾盂宽度测量切面
A.标准切面；B.测量方法

● 标准切面：胎儿腹横切面上显示肾盂。
● 测量方法：测量前后肾盂内缘间距离。
● 正常值
33 周前 ≤ 4mm。
33 周后 ≤ 7mm。

12.肠管宽度测量切面（图 3-26）

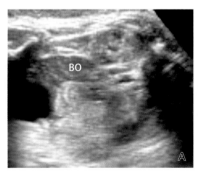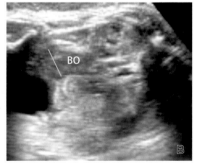

图 3-26 肠管宽度测量切面
A.标准切面；B.测量方法；BO.肠管

● 标准切面：显示胎儿肠管长轴最大切面。
● 测量方法：垂直于肠管长轴测量肠管壁内缘间最大距离。
● 正常值

中孕期<7mm。

晚孕期<18mm。

● 测量肠管时变异较大，怀疑肠管增宽时应密切超声随访观察。

13.股骨长测量切面（图3-27）

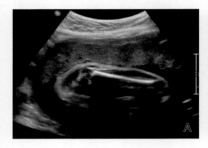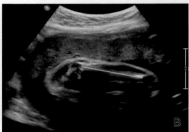

图3-27　股骨长测量切面

A.标准切面；B.测量方法

● 标准切面：从股骨外侧扫查，完全显示股骨，股骨两端呈平等的斜面，声束与股骨长径垂直，显示股骨全长。

● 测量方法：不包括股骨颈及远端的骨骺的股骨干全长，测量点在股骨两端的中点上。

● 胎儿股骨长测量正常参考值见表3-6。

表3-6　胎儿股骨长测量正常参考值（mm）

孕周	-2SD	均数	+2SD	孕周	-2SD	均数	+2SD
12	7.5	8.6	9.7	25	39.8	45.8	51.9
13	8.2	9.0	9.8	26	43.1	47.8	52.5
14	12.2	13.7	15.2	27	44.7	50.4	56.2
15	15.1	17.6	20.1	28	47.9	52.9	58.0
16	17.2	21.2	25.2	29	48.8	54.6	60.5
17	19.1	24.1	29.0	30	51.9	57.5	63.1
18	22.9	27.6	32.3	31	55.0	59.1	63.2
19	25.6	30.4	35.1	32	56.6	61.8	67.0
20	28.6	33.4	38.1	33	56.8	62.2	67.6
21	31.1	36.0	40.9	34	59.5	64.7	69.9
22	33.5	38.5	43.5	35	60.9	65.3	69.7
23	37.3	41.3	45.4	36	64.0	68.0	72.0
24	38.5	43.6	48.7	足月	66.0	71.0	76.0

正常胎儿超声观察内容

● 颅骨强回声环（图3-28）：自颅顶至颅底的连续切面，显示完整的颅骨强回声环。

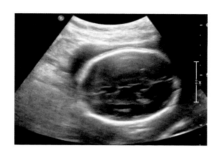

图3-28 颅骨强回声环

● 颜面部正中矢状切面及鼻唇冠状切面见图3-29。

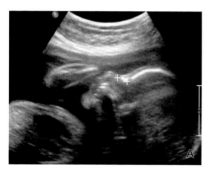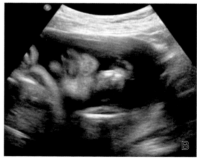

图3-29 颜面部正中矢状切面及鼻唇冠状切面

A.颜面部正中矢切面；B.鼻唇冠状切面

①矢状面：显示前额、额骨、鼻、鼻骨、上下唇、下颌。

②冠状面：显示双侧鼻孔、上唇、下唇及颏部。

● 脊柱矢状、冠状切面及横切面如下。

①矢状面（图3-30）：显示脊柱呈两条平行的串珠样强回声带，尾端融合，骶尾部略向后翘。

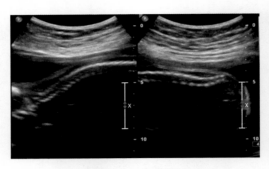

图 3-30　矢状面

②横切面（图3-31）：显示各节段椎体与后方的两个椎弓骨化中心呈"品"字形排列，皮肤完整。

③冠状切面（图3-32）：纵切面稍向前侧动探头可见3条带状强回声，中间为椎体回声。

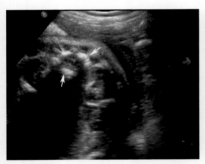

图 3-31　横切面

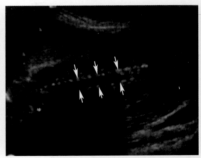

图 3-32　冠状切面

● 腹壁（图3-33）：妊娠12周时原始生理性中肠疝回复至腹腔，腹前壁光滑，延续完整，仅脐带附着部腹壁有轻微凸起。正常腹壁皮肤厚度＜5mm；＞5mm者应考虑皮肤水肿。

● 胃泡＋脐静脉切面（图3-34）：显示胎儿胃泡，脐静脉腹内段及肝门静脉左、右支，正常时胃泡位于胎儿左侧腹腔。

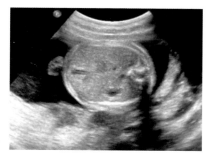

图 3-33　腹壁

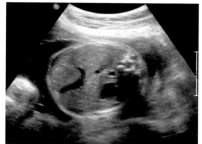

图 3-34　胃泡 + 脐静脉切面

● 胆囊 + 脐静脉切面 （图 3-35）：显示胆囊及脐静脉，正常时胆囊位于脐静脉的右侧。

● 脐带入口切面 （图 3-36）：显示脐带与腹壁的连接处，周围无异常膨出物。

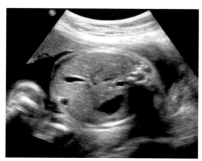

图 3-35　胆囊 + 脐静脉切面

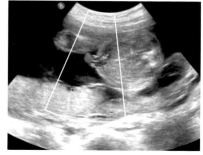

图 3-36　脐带入口切面

● 双肾横切面 （图 3-37）：显示脊柱横切面及其两侧的肾，两侧肾基本等大。

● 膀胱 + 双脐动脉切面 （图 3-38）：显示膀胱无回声区，CDFI 显示膀胱两侧的脐动脉血流信号。

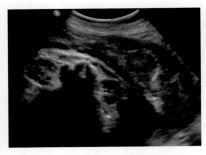 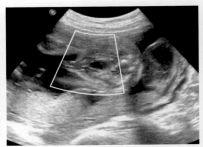

图 3-37　双肾横切面　　　　　图 3-38　膀胱＋双脐动脉切面

● 四肢长骨切面及掌骨切面（图 3-39）：显示四肢长骨及手足掌骨。因胎儿手指常屈曲，故手指不易显示。

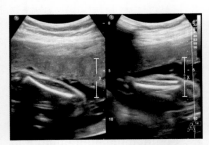 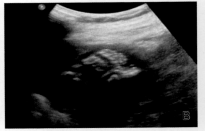

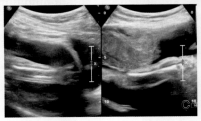

图 3-39　四肢长骨切面及掌骨切面

A. 股骨（左图）及胫、腓骨（右图）；B. 足；C. 尺、桡骨（左图）、肱骨（右图）

● 四腔心切面（图 3-40）：胎儿胸部横切面，心尖指向胎儿左侧（与脊柱对应者为左心房），显示心脏四腔、完整的室间隔、原发房间隔、左右心房室瓣，观察房室瓣开闭情况。

● 左心室流出道切面（图 3-41）：显示左心室流出道长轴，升主动脉前壁与室间隔相连续，后壁与二尖瓣前叶相连续。

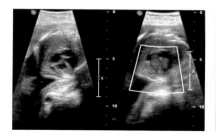

图 3-40 四腔心切面

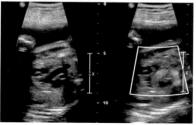

图 3-41 左心室流出道切面

● 右心室流出道切面（图 3-42）：显示肺动脉从右心室发出，可见肺动脉瓣回声，动态观察可见其根部走行与左心室流出道根部走行方向垂直。

● 三血管切面（图 3-43）：胎儿上胸部横切，显示自左至右 3 支血管，即肺动脉主干及与其相连续的动脉导管、主动脉、上腔静脉横断面。

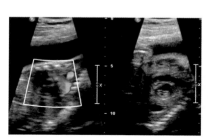

图 3-42 右心室流出道切面

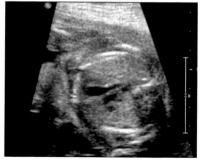

图 3-43 三血管切面

● 主动脉弓切面（图 3-44）：探头平行于躯干长轴，显示主动脉弓及 3 支分支、升主动脉及降主动脉。

● 动脉导管切面（图 3-45）：显示右心室流出道及动脉导管，连接于降主动脉。

● 胎盘、脐带：观察胎盘位置，有无前置、早剥，有无帆状胎盘；观察脐带有无打结、脐带囊肿、脐带增粗等。

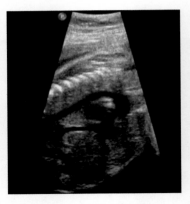

图 3-44 主动脉弓切面

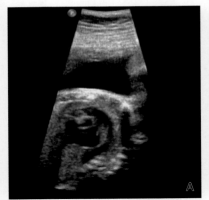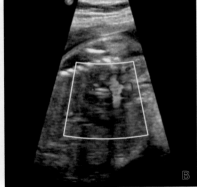

图 3-45 动脉导管切面

A. 标准切面；B.CIDF

胎盘和脐带

● 足月胎盘正常值

直径 15 ~ 20cm。

容积为 400 ~ 600ml。

厚度 ≤ 4.5cm。

● 胎盘成熟度分级（表 3-7，图 3-46）

表 3-7 胎盘成熟度分级

级别	成熟度	出现时间	绒毛膜板回声	胎盘实质回声	基底层回声
0	未成熟	29周前	平直光滑线状回声	均匀分布的点状回声	无增强回声
I	趋向成熟	29周后，40%可持续至足月	稍有波浪样线状回声	散在分布的点状回声	无增强回声
II	接近或基本成熟	36周后，45%可持续至足月	明显波浪状，切迹伸入胎盘实质，未达基底层	散在不均匀的点状强回声	线状回声
III	已成熟并趋于老化	38周后，多见于40周后	显著切迹伸入胎盘实质，达基底层环状强回声	散在无回声区	大而融合的强回声

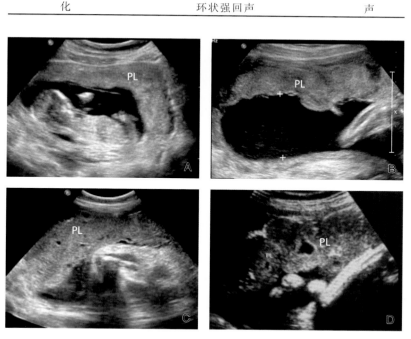

图 3-46 胎盘成熟度分级

A.0级胎盘；B. I级胎盘；C. II级胎盘；D. III级胎盘

● 真正的胎盘母体面血流在妊娠 12 周前并未形成，在这之前，绒毛间隙中流动的是血浆，而非血流。

● 足月脐带正常值

直径 < 2 cm。

长 40 ~ 60 cm（超声无法测量脐带长度）。

脐动脉 S/D 值（脐动脉收缩期峰值流速／舒张末期流速，图 3-47）。

①妊娠 20 周：约 3.9。

②妊娠 26 周：约 3.4。

③妊娠 33 周：约 2.6。

④妊娠 33 ~ 35 周：约 2.5。

⑤足月：约 2.2（多数学者认为妊娠晚期 S/D ≤ 3.0）。

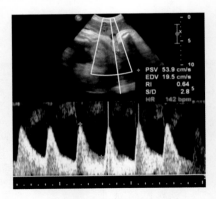

图 3-47　脐动脉 S/D 值

● 脐动脉频谱测量方法

①确定一段游离的脐带，避开邻近胎盘及胎儿腹部的部分。

②12 ~ 14 周前无舒张末期血流。

③12 ~ 14 周时出现舒张末期血流，随孕周增加流速增加。

④12 ~ 14 周后舒张期血流消失或反流考虑有缺氧，如 34 周后，须立即终止妊娠。

● 超声最早在妊娠 8 周可显示脐带，呈直而厚的结构，长度与头臀长几乎相等。

● 随着妊娠期间脐带延长，并出现螺旋，约 40 个。脐带内血管周围包绕凝胶样组织，为华通胶。脐带螺旋结构及华通胶均有保护脐带的作用，可抵抗外力对脐血管的压迫。

● 脐带包含两条动脉和一条静脉。

①脐静脉将来自胎盘的含氧量高的血液经胎儿肝门静脉左支回流供给胎儿。

②脐动脉与双侧髂内动脉相连，将胎儿内含氧量低的血液回流入胎盘。

羊水

● 正常值

羊水池深度：3 ~ 8cm。

羊水指数：10 ~ 20cm。

羊水量：妊娠10周约30ml。

妊娠20周约350ml。

妊娠36 ~ 38周1000 ~ 1500ml。

妊娠40周500 ~ 1000ml。

（临床上羊水量500 ~ 2000ml为正常）

● 测量方法

①孕妇取仰卧位，使用凸阵探头，探头与孕妇矢状面平行，与冠状面垂直。

②羊水池深度：寻找最清晰的羊水池，测量其最大垂直深度。适于早期测量（测量区域内不能包含胎体及四肢）。

③羊水指数：以脐为中心分为右上、右下、左上、左下四个象限，每个象限羊水池最大深度之和，适于中晚期测量。

● 羊水量反映胎儿宫内生长状态，判断羊水多少应结合孕龄，测量时注意事项如下。

①探头应垂直于水平面而非孕妇腹壁。

②羊水暗区不包括肢体或脐带。

③全面观察羊水分布宽度比测量羊水深度更客观。

④可疑羊水过多或过少时用羊水指数更客观。

⑤胎儿相对固定不活动时测量较准确。

● 足月妊娠有时羊水内见少量点状浮动回声，可能是胎体脱落的皮脂、上皮细胞的回声。国外研究发现，其不与任何不良妊娠结局相关。

宫颈长度

● 正常值：≥3cm。

（妊娠37周）后>2.8cm。

● 测量方法

①经腹壁测量（图3-48）：适度充盈膀胱，显示宫颈内口及外口，测量

其长度。该方法简单易行，但测量误差较大。

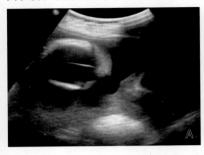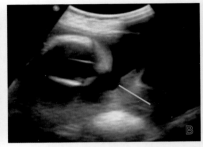

图 3-48　经腹壁测量宫颈长度

A.标准切面；B.测量方法

②经阴道测量：可清晰显示整个宫颈，但操作需轻柔，以免碰破已突入阴道内的胎囊。

③经会阴测量：将探头置于会阴部大阴唇偏后方处。该方法安全可靠，操作方便，不必充盈膀胱。

● 临床意义：超声诊断宫颈功能不全。凡宫颈长度＜3cm者都应引起检查者重视。

四、胎儿产前超声检查分层

目前，根据中华人民共和国国家卫生和计划生育委员会出台的《产前诊断技术管理条例》，将产前超声检查分为 4 个层次。

一般产前超声检查（Ⅰ级）

● 适应证

①无法开展高层次超声检查的基层医院，仅对胎儿进行粗略生长发育评估。

②已进行过系统超声检查的孕妇，仅了解胎盘、羊水及进行大致的生长发育评估。

● 检查目的：主要对胎儿进行大致的生长发育评估，该层次的超声检查不以检测胎儿畸形为目的，对产科临床能提供一些有意义的诊断信息。

● 检查内容

①确定胎儿是否存活、数目、胎先露和胎动情况。

②测量最大羊水池深度。

③胎盘位置、形态、成熟度及胎盘厚度。

④测量双顶径、股骨长、腹围等生长发育参数。

● 注意事项

①一般产前超声检查（Ⅰ级）重点进行胎儿主要生长参数的检查，不进行胎儿解剖结构的检查，不进行胎儿畸形的筛查。

②若发现胎儿异常，超声报告需做出具体说明，并转诊或建议系统产前超声检查（Ⅲ级）。

常规产前超声检查（Ⅱ级）

● 适应证

①适应于所有孕妇。

②已进行过系统超声检查的孕妇，仅了解胎盘、羊水及进行生长发育评估。

③对胎儿畸形进行初筛，疑有异常者应建议进行系统胎儿超声检查。

● 检查目的

①要求完成第一层次检查内容。

②对胎儿主要脏器进行形态学观察，如颅内某些重要结构、四腔心切面、腹腔内肝、胃、肾等脏器的观察。

③筛查中华人民共和国国家卫生和计划生育委员会规定于妊娠18 ～ 24周应诊断的6种严重致死性畸形：无脑儿、严重的脑膨出、严重的开放性脊柱裂及严重的胸、腹壁缺损（内脏外翻）、单腔心、致命性软骨发育不全。

● 检查内容

①孕早期（妊娠13^{+6}周内）

a.常规检查子宫及附件，判断有无妊娠囊，确定胚胎数目。

b.观察是否有胎心搏动。

c.测量妊娠囊大小、头臀长；于妊娠11 ～ 13^{+6}周可测量NT、双顶径、股骨长等。

②孕中期、孕晚期

a.确定胎儿是否存活、数目、胎先露和胎动情况及胎心率和节律。

b.测量羊水量（最大羊水池深度、羊水指数）。

c.胎盘位置、形态、成熟度及与宫颈内口关系。

d.观察脐带内血管数目。

e.联合应用胎儿双顶径、头围、腹围及股骨长等参数综合估计孕周及胎儿体重。

f.胎儿结构观察内容如下。

头部：颅骨、大脑、脑中线、侧脑室、丘脑。

颜面部：唇。

心脏：四腔心切面。

脊柱：颈、胸、腰、骶尾段。

腹腔：腹壁、肝、胃、肾、膀胱。

胎儿脐带及其附着部位。

● 注意事项：常规产前超声检查（Ⅱ级）最少应检查以上胎儿解剖结构。但有时因胎位、羊水过少、母体因素等影响，超声检查并不能很好地显示这些结构，超声报告需做出说明。

系统胎儿超声检查（Ⅲ级）

● 适应证

①所有孕妇，尤其是高危孕妇及35岁以上高龄孕妇。

②生育过畸形或染色体异常胎儿者。

③夫妇一方有染色体平衡易位者或患有先天性疾病者。

④有遗传性家族史或近亲婚配史者。

⑤在妊娠早期受过化学毒剂、辐射影响或严重病毒感染的孕妇。

⑥原因不明的流产、死产、畸形或有新生儿死亡史的孕妇。

⑦本次妊娠羊水过多、过少，胎儿疑有畸形的孕妇。

● 检查目的：提高胎儿畸形检出率，降低严重缺陷儿出生。

● 检查时间：适合于妊娠18～24周检查（超过此时限，胎儿颜面部、四肢及心脏等结构可能观察不全或显示不清）。

● 检查内容：胎儿各系统的重要结构都进行检查与观察，对胎儿进行一次较全面结构评估。

①脊柱：观察脊柱的连续性、弯曲度、骨化程度。

②头颅：颅骨结构、脑内结构（包括大脑、侧脑室、第三脑室、丘脑、小脑、小脑蚓部、颅后窝池、胼胝体等结构）。

③颜面部：眼及眼眶、唇（颜面部畸形应采用至少两个相互垂直的切面印证）。

④心脏：应显示以下切面。

四腔心切面：明确四腔心是否左右对称，四腔心结构有无异常。

左、右室流出道切面：观察大血管大小、数目、走行、排列关系。

测量胎儿心率，并观察心律是否整齐。

⑤胎儿腹部：检查胎儿胃、肝、肾、膀胱等器官，确定有无腹裂、脐膨出等；判断有无膈疝、胸腔积液、腹水及肠管是否扩张。

⑥胎儿肢体：明确有无严重短肢畸形，有无肱骨、股骨、胫腓骨、尺桡骨等长骨畸形。

⑦脐带观察：脐带内血管数目、脐带粗细、绕颈、囊肿及测量收缩期最大流速、舒张期最低流速、阻力指数及S/D值。

⑧测量数据包括：双顶径、头围、腹围、股骨长、肱骨长、心率及胎盘厚度和羊水深度（或指数）。

● 注意事项

①系统产前超声检查检出所有胎儿畸形是不现实也是不可能的。

②系统产前超声检查（Ⅲ级）受一些潜在因素影响，如下。

a.孕妇腹壁脂肪厚可导致声衰减，图像质量差。

b.胎儿某些体位可影响一些部位观察（如正枕前位难以显示胎儿颜面部、心脏观察困难，胎儿面贴近宫壁难以显示颜面部等）。

c.羊水过多时胎儿活动频繁，难以获取标准切面。

d.羊水过少时缺乏良好的羊水衬托，胎儿结构显示难度加大。

故当一次超声检查难以完成所有要求检查的内容时，应告知孕妇并在检查报告上提示，建议复查或转诊。

③系统产前超声检查（Ⅲ级）建议在妊娠20～24周进行。

针对性超声检查（Ⅳ级）

● 适应证：针对胎儿、孕妇特殊问题进行特定目的的检查，如胎儿超声心动图检查、胎儿神经系统检查、胎儿肢体检查等。Ⅰ、Ⅱ、Ⅲ级检查发现或疑诊胎儿异常、有胎儿异常的高危因素、母体血生化检验异常等均可进行针对性产前超声检查（Ⅳ级）。

● 检查内容

①颜面部

a.冠状面：观察胎儿上唇、下唇连续性及下颌是否后缩、前额是否凸起或后缩。

b.横切面：观察胎儿双侧眼球是否对称、晶状体是否存在、是否混浊，以及上唇、牙槽突及下唇是否完整；测量眼间距、眼外距及鼻骨长度、下颌骨长度。

c.矢状面：观察前额是否凸起或后缩、鼻骨发育情况、上唇及上腭下颌的连续性、下颌是否短小且后缩等；测量鼻骨长度。

d.尽可能观察胎儿耳郭情况，测量上下径，必要时观察外耳道是否存在。

②肢体

a.对胎儿肢体逐一进行检查，对双上肢和双下肢长骨数目、对称性进行观察，测量各长骨长度、足长是否与孕龄吻合。

b.观察手、足的姿势及手指、足趾数目（观察不清时应说明）。

c.对手足姿势异常时，应说明是在肢体手足多次运动后总是处于同一姿势才能做出诊断。

③心脏

a.横切胎儿腹部观察腹主动脉及下腔静脉位置关系。

b.明确心脏在胸腔内位置、心尖指向、心胸比值是否正常，测量胎儿心率，并观察胎儿心律是否整齐。

c.四腔心切面：心脏中央"十"字交叉是否存在，左、右室连接及肺静脉回流是否正常，测量房、室大小及室壁厚度。

d.心脏短轴切面：包括双心室短轴切面、房室瓣水平短轴切面、大动脉短轴切面。

e.动态观察大动脉起始部的交叉关系，注意主、肺动脉大小比较。

f.上下腔静脉长轴切面：观察上下腔静脉回流是否正常。

g.动脉导管弓切面及主动脉弓切面：观察大动脉、动脉导管及其分支。

h.主动脉弓水平横切面：观察有无右位主动脉弓、主动脉缩窄等。

i.彩色血流检查：观察房室瓣和半月瓣血流及大动脉腔内血流，有无反流。

④与染色体异常的相关检查

a.颜面部：测量两眼内距，正中矢状切面显示前额有无异常、有无舌肥大。

b.颈部：妊娠10～14周时测量NT值，妊娠14～20周时测量NF值。

c.心脏：观察有无房缺、室缺及心内点状强回声。

d.腹部：观察有无十二指肠闭锁、肠道强回声、肾盂分离等。

e.肢体骨骼：观察肱骨及股骨是否有缩短、髂骨角是否增大、手足姿势是否异常等。

f.颅脑：脉络丛有无囊肿、侧脑室是否扩大。

g.脐动脉及静脉导管血流有无异常。

相关链接

● 妊娠中期胎儿上肢扫查步骤

①在胎儿颈部横切后稍向下平推，可见脊柱两侧前方各有一近似"S"形强回声，此为锁骨。

②在锁骨外侧摆动探头可显示呈三角形的肩胛骨，以此为支点，再向胎儿腹侧旋转探头，即可显示出肱骨。

③沿肱骨追踪扫查即能显示尺、桡骨；沿尺骨向下扫查即可见胎儿手部。

④手姿势自然呈握拳状，活动时，五指伸开，可显示手指数目及姿势。

● 妊娠中期胎儿下肢扫查步骤

①在胎儿膀胱两侧可显示髂骨，髂骨外下侧有一强回声，以此为支点向

胎儿腹侧旋转探头即可显示股骨的全长。

②顺着股骨向下可找到胫骨与腓骨。

③向下可扫查到足即可分辨出踇趾及其他四趾趾骨、趾骨的数目。

● 有限产前超声检查：为解决某一具体问题而进行的产前超声检查。如有阴道出血的孕妇、确定胎心搏动或临产时确定胎方位。多数情况下仅适用于急症或床旁超声检查。

● 胎儿超声检查应遵循"最小剂量"原则，即完成该检查尽可能使用最小超声能量。目前尚无研究证实诊断性产前超声检查对胚胎、胎儿产生不良影响。

五、CT和MRI在产科应用中的价值

安全性

● 单次腹部CT检查对子宫的辐射剂量为1rad，腹、盆腔CT对子宫的辐射剂量为3rad。美国放射性保护和测量委员会认为，当放射剂量＜5rad时，与孕期其他的危险因素相比，由放射性导致的罹患畸形的危险性可忽略不计。

● MRI无生物学危险性，目前也未发现任何继发于MRI检查的迟发性后遗症。故MRI对胎儿也无危险性。

● 根据MRI安全委员会的规定，孕期MRI适用于以下情况。

①其他非放射性手段不足以得到准确诊断时。

②MRI提供的诊断信息可取代可能需要的放射性检查。但如果可能的话，应尽量避免在孕早期进行MRI检查。

CT和MRI在孕妇腹痛诊断时的应用

● 阑尾炎

①孕妇右侧腹痛进行CT检查的适应证仅限于不能确诊的阑尾炎，且在无MRI设备或存在MRI禁忌证时才选择。

②MRI可用于孕妇腹痛的诊断，如可疑阑尾炎、子宫破裂、盆腔静脉栓塞、胆道疾病、妊娠合并肠梗阻等。

● 肾积水：MRI可用于评价孕妇泌尿系情况。如生理性肾积水、尿路扩张及结石导致的肾绞痛等。

● 附件包块：对于超声不能诊断的妊娠期附件包块，可行MRI检查。

MRI在检查胎盘时的应用

● 对于可疑前置胎盘的病例，可对宫颈行矢状面MRI序列成像评价胎盘边缘的位置（一般不作为首选）。

● MRI快速成像技术可以非常容易地判断胎盘的边缘，对少见的胎盘畸

形（如副胎盘等），MRI有助于诊断。

CT在羊水造影中的应用（慎用）

- 超声难以明确诊断是否为单羊膜囊双胎时，可行羊水造影。
- 方法

①超声引导下行羊膜囊穿刺并注射水溶性造影剂。

②应用超声选择一横切面并定位，在该水平，进行横断面轴向常规CT扫查。

③如为单羊膜囊双胎，造影会完全包绕两个胎儿周围。

MRI在胎儿中枢神经系统的应用

- MRI可直接显示大脑实质，对中枢神经系统的解剖进行详细评价。可显示超声所不能发现的疾病，如孔洞脑、胼胝体发育不良、皮质沟回畸形、脊髓拴系、皮质裂、中脑畸形、透明隔发育不良、前脑无裂畸形、小脑发育不良、脑膜下或皮质结节、血管畸形、硬膜下或小脑幕内出血及蠕虫囊肿等。

- MRI对于脑膨出、动静脉瘘、远端神经管缺损、蛛网膜囊肿占位效应等的评价优于超声。

- MRI可准确测量肺体积，可预测肺发育不良。

- MRI有助于检出腹部和盆腔包块。

（郭　玲　牛怡芳　刘　舲　陈　炜）

第4章　心　脏

第一节　二维超声心动图

一、胸骨旁左心室长轴切面（图4-1）

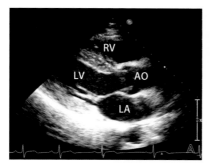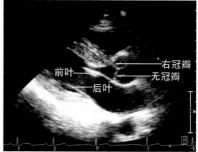

图 4-1　胸骨旁左心室长轴切面

A.收缩期；B.舒张期

正常值

　　AAO内径：22.4 ～ 33.1mm。

　　AO 窦内径：24.0 ～ 32.3mm。

　　AV 环径：18.2 ～ 22.1mm

　　RVOT内径：21.0 ～ 33.0mm（男）。

　　　　　　　23.0 ～ 32.0mm（女）

　　LA 前后径：26.2 ～ 34.2mm。

　　MV 环收缩末最大径：21.0 ～ 34.0mm。

　　RVAW 厚度：3.25 ～ 4.52mm。

　　RV 舒张末前后径：18.9 ～ 24.0mm。

　　LV 舒张末前后径：44.8 ～ 47.6mm（男）。

42.2 ~ 44.7mm（女）。

LV收缩末前后径：26.7 ~ 31.9mm。

（引自：王新房.超声心动图学.4版）

小儿心脏超声测量正常参考值（表4-1）

扫查方法

● 左侧卧位，探头置于胸骨左缘第3、4肋间，探头标志点指向9 ~ 10点钟方向。显示右心室、室间隔、左心室、左心房、主动脉、主动脉瓣及二尖瓣等结构。

● 显示主动脉与室间隔结合点位于图形中线上，主动脉瓣右冠瓣与无冠瓣的关闭线位于主动脉窦中间。

● 各内径测量方法及时相

①AAO：于主动脉窦终止点远端2cm处，内缘到内缘，收缩期测量。

②AO窦：从主动脉窦前壁内膜面至主动脉窦后壁内膜面，收缩期测量。

③AV环：主动脉瓣叶于主动脉壁附着点处，内缘到内缘，收缩期测量。

④RVOT：从右心室流出道前壁的心内膜面至主动脉前壁上缘，舒张末期测量。

⑤LA：自左心房前壁内膜面至左心房后壁中部内膜面，内缘到内缘，收缩期测量。

⑥MV环：二尖瓣前叶根部与主动脉瓣移行处至后叶根部与左心室后壁移行处，收缩期测量。

⑦RVAW：右心室前壁心外膜至右心室前壁心内膜之间，舒张期测量。

⑧RV舒张末前后径：右心室前壁心内膜面至室间隔右心室侧内膜面。

⑨LV前后径：室间隔左心室侧内膜面至左心室后壁心内膜面，分别于舒张末、收缩末测量。

解剖知识复习

● 该切面重要解剖结构见图4-2。

● 右心室：为心腔最靠前的部分，构成心壁胸肋面的大部分，其室壁厚度为3 ~ 5mm。

● 左心室：室壁厚度约为右心室的3倍，达9 ~ 12mm。左心室肉柱较右心室细小，心尖处心肌最薄。

● 室间隔：分为膜部和肌部。膜部位于室间隔上端，<1.0cm^2，缺乏心肌组织，先天性心脏病室间隔缺损常累及此处。

● 室间隔厚度与左心室其他各壁厚度相似，但心尖段较薄，约2mm。

● 二尖瓣：前瓣较窄长，位于前右方接近主动脉根部，与主动脉的左冠瓣瓣环和无冠瓣瓣环相延续。后瓣较宽短，位于左右方。

表4-1 不同年龄组儿童的正常超声心动图测值（mm）

年龄（岁）	例数	AO前后径		AO内径		LA		LV		LVOT		RV		RVOT		IVS		LVPW	
		$\bar{x}$	S	$\bar{x}$	S	$\bar{x}$	S	$\bar{x}$	S	$\bar{x}$	S	$\bar{x}$	S	$\bar{x}$	S	$\bar{x}$	S	$\bar{x}$	S
新生儿	52	9.7	0.7	8.7	0.6	9.7	1.0	19.0	1.0	12.3	1.7	9.3	1.6	14.2	1.8	1.8	0.3	1.6	0.4
1个月~	37	11.4	1.3	10.4	1.2	11.6	1.3	23.5	1.3	13.7	1.8	9.7	2.2	17.2	1.8	2.6	0.5	2.6	0.5
4个月~	33	12.9	1.2	11.9	1.2	13.0	1.6	25.9	1.6	14.9	2.0	9.5	1.8	18.2	1.8	2.7	0.3	2.7	0.4
7个月~	40	14.1	1.0	13.1	1.1	14.8	2.1	27.8	2.1	15.6	1.8	10.6	2.2	20.1	1.9	3.3	0.4	3.3	0.4
1岁~	53	15.2	1.0	14.2	1.0	16.6	2.1	29.5	2.1	16.8	2.1	10.8	2.4	20.9	1.9	3.7	0.4	3.7	0.4
2岁~	35	16.2	0.9	15.1	0.9	17.9	2.1	30.9	2.1	18.7	2.1	11.3	2.8	19.9	2.6	3.9	0.4	3.8	0.4
3岁~	34	16.6	1.3	15.4	1.2	17.5	2.2	30.8	2.2	17.7	2.0	11.6	2.0	20.3	2.1	3.8	0.4	3.8	0.4
4岁~	42	18.4	1.8	16.8	1.3	17.9	2.2	31.5	2.2	19.3	2.5	11.1	1.0	20.4	3.5	4.4	0.6	4.4	0.5
5岁~	44	20.0	1.7	17.9	1.5	19.4	1.7	32.5	1.7	20.8	1.9	12.1	1.7	21.5	3.3	4.4	0.5	4.5	0.5
6岁~	48	20.6	1.7	19.7	1.7	19.8	1.7	35.8	1.7	21.5	2.7	12.5	1.3	21.0	3.7	5.1	0.5	4.7	0.5
7岁~	45	21.3	1.9	19.4	1.3	20.7	2.1	37.7	2.1	22.6	2.5	11.9	1.4	22.1	3.1	5.2	0.4	5.0	0.5
8岁~	46	21.6	1.6	19.8	1.4	21.2	1.6	38.6	1.6	22.1	2.2	12.6	0.3	21.2	3.5	4.9	0.6	5.0	0.6
9岁~	46	21.6	1.7	20.3	1.7	20.9	2.0	39.7	2.0	22.1	2.2	12.3	1.4	22.3	2.8	4.8	0.8	5.0	0.7
10岁~	49	22.3	1.7	19.8	1.7	21.5	2.3	40.9	2.3	22.7	2.6	12.9	1.5	22.4	2.7	5.1	0.7	5.1	0.5
11岁~	44	23.5	1.9	22.6	1.9	22.6	2.5	42.8	2.5	24.5	2.8	14.1	2.0	23.6	3.9	5.7	0.8	5.7	0.9
12岁~	68	24.3	2.1	22.3	1.4	23.9	2.4	43.6	2.4	25.6	2.2	13.4	1.4	23.8	3.1	5.7	0.8	5.6	0.8
13岁~	62	24.7	2.8	23.0	2.0	23.8	4.1	44.7	4.1	25.6	3.7	13.7	1.6	25.9	4.0	5.8	0.8	5.8	0.8
14岁~	37	25.2	2.0	24.1	2.1	25.7	2.9	45.2	2.9	27.5	2.8	14.5	2.6	26.8	3.6	6.9	0.8	6.8	0.7
15岁~	30	26.8	1.7	25.8	1.7	27.1	2.0	45.6	2.0	27.9	3.0	15.8	2.4	28.2	3.9	7.2	0.8	7.2	0.8
16岁~	32	26.4	1.8	25.4	1.8	27.3	2.1	46.5	2.1	28.8	3.2	14.7	2.6	28.1	3.4	7.8	0.8	7.8	0.8
17~18岁	32	27.8	2.4	26.8	2.4	27.7	2.7	47.0	2.7	29.1	3.1	15.7	2.7	29.5	3.6	8.4	0.8	8.4	0.8

● 主动脉根部瓣环上方动脉壁稍向外膨出，为主动脉窦，窦以远为升主动脉。

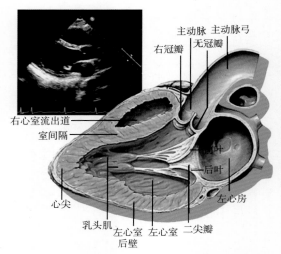

图4-2　胸骨旁左心室长轴切面重要解剖结构

二、胸骨旁主动脉短轴切面（图4-3）

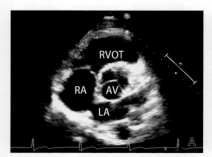
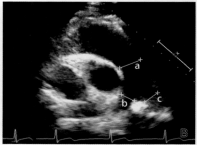

图4-3　胸骨旁主动脉短轴切面

A.胸骨旁主动脉短轴切面显示结构；B.肺动脉测量方法

正常值

　　PA（a）：17.5 ~ 22.7mm。

　　RPA（b）：10.9 ~ 14.8mm。

LPA（c）：11.2 ~ 14.1mm。

RCA：2.58 ~ 4.46mm。

LCA：2.72 ~ 4.62mm。

AVA：3 ~ 4cm^2。

（轨迹法测量多变异较大，可应用多普勒速度测量法）。

（引自：王新房.超声心动图学.4版）

扫查方法

● 于胸骨左缘第2、3肋间，标准胸骨旁左心室长轴切面探头顺时针旋转90°。探头稍向上倾斜，则可见肺动脉主干及其左右分支。

● 显示出主动脉根部及其瓣叶、左心房、右心房、三尖瓣、右心室流出道、肺动脉近端、肺房沟与左冠状动脉主干等。

● 于胸骨旁主动脉短轴切面基础上将探头继续向下倾斜或滑动，即可依次出现二尖瓣水平、乳头肌水平、心尖水平、心底水平短轴切面，如图4-4。

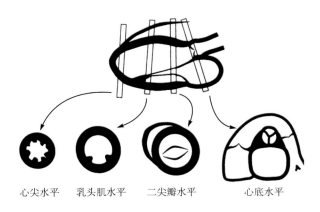

心尖水平　　乳头肌水平　　二尖瓣水平　　　心底水平

图4-4　心尖水平、乳头肌水平、二尖瓣水平、心底水平观察方法

● 各内径测量方法及时相

①PA：肺动脉瓣上1 ~ 2cm，最宽处，内缘到内缘，收缩期测量。

②LPA、RPA：分叉处，垂直于血管走行方向，内缘到内缘，收缩期测量。

③LCA、RCA：该切面4点处可见一管腔回声横行于房肺沟，此为左冠状动脉；10点处可见一管腔回声斜行向前，此为右冠状动脉。

④AVA（主动脉瓣口面积）测量见图4-5。

a.描迹法：在收缩期沿主动脉瓣瓣叶和交界处内缘描绘，如图像显示不理想，则不宜应用该法。

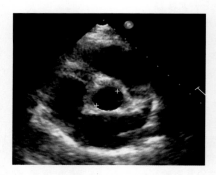

图4-5　主动脉瓣瓣口面积测量

b. 连续方程式：$AVA = A_{LVOT} \times V_{LVOT} / V_{AV}$　　　　$A_{LVOT} = \pi r^2$

A_{LVOT}：左心室流出道处面积　　V_{LVOT}：左心室流出道处最大流速

V_{AV}：主动脉瓣口最大流速　　r：左心室流出道的半径

解剖知识复习

● 该切面重要解剖结构见图4-6。

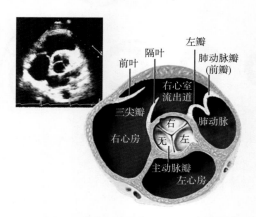

图4-6　胸骨旁主动脉短轴切面重要解剖结构

● 肺动脉干：位于心包内，系一粗短的动脉干，在主动脉前方向左后上方斜行，至主动脉弓下分为左、右肺动脉。左肺动脉较短，右肺动脉较长且粗。

● 肺动脉干分叉处稍左侧有一纤维性动脉韧带，连于主动脉下缘，是胚胎时期动脉导管闭锁后的遗迹。若出生后半年到一年未能闭合，则称持续动脉导管未闭。

胚胎期血液循环见图4-7。

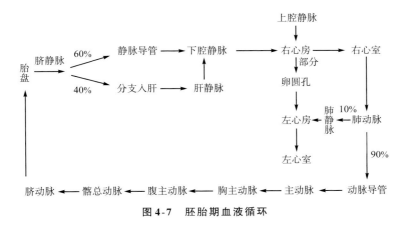

图4-7　胚胎期血液循环

● 左心室壁节段与冠状动脉供血关系见表4-2。

表4-2　左心室壁节段与冠状动脉供血关系

冠状动脉血管	供血节段
左前降支（LAD）	前壁及前间隔基底 - 中间段、全部心尖段
左回旋支（LCX）	侧壁及后壁基底 - 中间段
右冠状动脉（RCA）	下壁及后间隔基底 - 中间段

三、二尖瓣水平短轴切面（图4-8）

正常值

　　MVA：$4 \sim 6 \text{cm}^2$。

扫查方法

　　● 二维描迹法：舒张期从二尖瓣瓣尖处测量，描迹线应沿着瓣缘内侧，即可得到瓣口面积，如图4-9。

　　二尖瓣狭窄时，还可应用PHT法：心尖四腔切面，获取二尖瓣血流频谱，PHT为E峰压差降至其一半处的时间，MVA=220/PHT（此种方法多用于单纯性二尖瓣狭窄）。

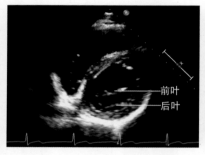 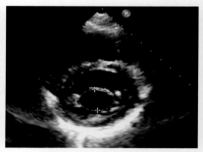

前叶
后叶

图4-8 二尖瓣水平短轴切面   图4-9 二维描迹法

四、心尖四腔切面（图4-10）

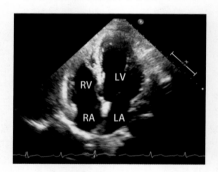

图4-10 心尖四腔切面

正常值（表4-3）

表4-3 心尖四腔切面各房室测量正常参考值（mm）

	性别	上下径	左右径
LA	男	42.2 ~ 49.3	32.9 ~ 36.3
	女	39.9 ~ 49.1	31.2 ~ 34.8
RA	男	40.0 ~ 45.0	31.6 ~ 37.2
	女	35.5 ~ 43.7	27.8 ~ 31.6
LV	男	70.0 ~ 76.7	40.4 ~ 44.7
	女	66.0 ~ 72.4	38.4 ~ 42.1
RV	男	50.6 ~ 60.0	29.1 ~ 33.1
	女	49.7 ~ 57.6	25.4 ~ 29.1

（引自：王新房.超声心动图学.4版）

扫查方法

● 取仰卧位，或左倾15°～30°，探头置于心尖搏动处，指向右侧胸锁关节，探头标志点指向3点钟方向。

● 该切面应显示心脏的四个心腔、房间隔、室间隔、二尖瓣、三尖瓣及肺静脉。

● 显示心尖位于扇形扫查的顶部，图像居中，四个心腔，尤其左心室应充分展开，左心内膜面和房室间隔十字交叉清晰可辨。

● 各内径测量方法及时相如下。

①LA（收缩期测量，图4-11A）

上下径：二尖瓣环连线的中点至左心房顶部心内膜处。

左右径：房间隔中部的左心房侧心内膜至左心房的左侧壁中部心内膜。

②RA（收缩期测量，图4-11B）

上下径：三尖瓣环连线的中点至右心房上缘心内膜处。

左右径：房间隔中部的右心房侧心内膜至右心房的右侧缘中部心内膜处。

③LV（舒张期测量，图4-11C）

上下径：二尖瓣环连线的中点至左心室心尖部心内膜处。

左右径：室间隔左室面心内膜处至左心室侧壁心内膜处，测量点应选在心室的基底部最宽处。

④RV（舒张期测量，图4-11D）

上下径：三尖瓣环连线的中点至右心室心尖部心内膜处。

左右径：室间隔的右室面心内膜至右心室的右缘心内膜处。

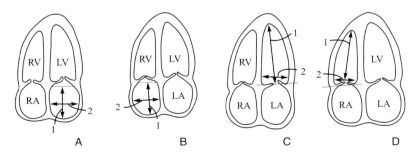

图4-11 各房室内径测量方法

A.左心房测量；B.右心房测量；C.左心室测量；D.右心室测量；1.上下径；2.左右径

解剖知识复习

● 该切面重要解剖结构，见图 4-12。

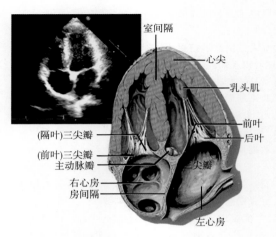

室间隔
心尖
乳头肌
前叶
后叶
(隔叶)三尖瓣
(前叶)三尖瓣
主动脉瓣
右心房
房间隔
尖瓣
左心房

图 4-12　心尖四腔切面

● 右心房：位于心的右上部，壁薄腔大。分为前部的固有心房和后部的腔静脉窦。

● 三尖瓣隔叶附着点较二尖瓣前叶附着点略靠近心尖，正常相距 5 ～ 10mm。

● 肺静脉：分为左上、左下、右上、右下肺静脉，起自肺门，向内穿过纤维心包，注入左心房后部。

● 房间隔：其四周最厚，约 6mm，中心部位逐渐变薄，卵圆窝部位明显变薄，约 2mm。

五、胸骨上窝主动脉弓短轴切面（图 4-13）

正常值

SVC：吸气末 6.48 ～ 11.70mm。

呼气末 10.30 ～ 14.30mm。

扫查方法

● 探头置于胸骨上窝，标志指向 3 点方向，显示由头臂静脉汇合成的上腔静脉，在此切面测量即可。

● 可显示主动脉弓短轴、肺动脉干分叉处及右肺动脉、头臂静脉、上腔静脉等。

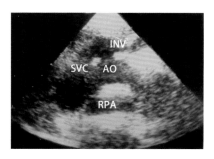

图 4-13 胸骨上窝主动脉弓短轴切面

六、剑突下下腔静脉长轴切面（图4-14）

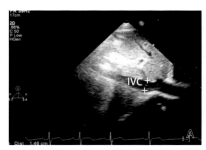 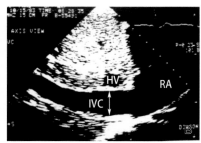

图 4-14 剑突下下腔静脉长轴切面

A.标准切面；B.测量方法

正常值

IVC：吸气末5.58 ~ 10.70mm。

呼气末12.70 ~ 17.60mm。

扫查方法

● 探头置于剑突下偏向右侧，扫查平面与下腔静脉平行，显示肝左叶纵切面及下腔静脉长轴，在下腔静脉进入右心房前约2cm处测量其内径。

● 可显示右心房、下腔静脉及肝静脉。

相关链接

● 因二维图像方向存在多种可能性，美国超声心动图学会推荐了标准的方法：探头标记出现于显示器右侧，将探头标记置于患者头侧和左侧。

● 正常心脏大小测量值与个体差异、高矮胖瘦有关，超声测量值可能会发生误差，故心脏径线的测量应坚持在标准切面和标准体位上进行。

● 心脏及大血管的各项测量参数的常见影响因素包括：体型、体位、身高、体重、体表面积、呼吸、妊娠、肺及胸膜病变。

● 超声心动图常规检查项目：心脏各腔室大小比例、结构是否正常，以及心脏各瓣叶启闭、室壁厚度、室壁运动幅度、心内及心包腔内有无异常反射等。

● 在左心房后壁之后心包外的圆形无回声结构，为降主动脉（DAO）横断面。

● 在房室沟切迹处的圆形无回声结构，为冠状静脉窦（CS），长约3cm，宽约1cm，如图4-15。

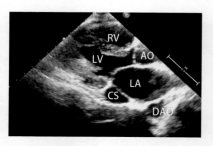

图4-15　冠状静脉窦（CS）

● DAO管腔易与扩张的CS相混淆，鉴别点是前者运动与心脏无关，后者随房室环一起运动。

● 调节束：从室间隔连至右室前壁前乳头肌根部的一束肌肉，如图4-16。

● 假腱索：指左心室内除正常连接乳头肌和左房室瓣叶的腱索以外的纤维条索结构，属于一种先天性解剖变异，如图4-17。

● 心室的超声判定见表4-4。

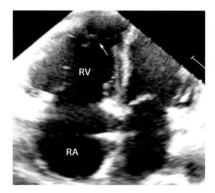

图 4-16 调节束

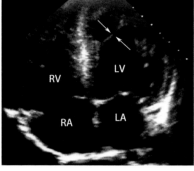

图 4-17 假腱索

表 4-4 心室超声判定方法

	左心室	右心室
心室形状	圆形（短轴观）	新月形（短轴观）
	椭圆形（心尖四腔观）	三角形（心尖四腔观）
房室瓣（心尖四腔观）	二尖瓣前叶附着点靠近房顶	三尖瓣隔叶附着点靠近心尖
腱索（心尖四腔观）	正常二尖瓣腱索不与室间隔相连	三尖瓣隔叶腱索连与室间隔束，较短，活动度差
乳头肌	有	无
调节束	无	有
肌小梁	细小，内膜面光滑	粗大，内膜面粗大不平
流出道构成	二尖瓣参与构成侧壁	三尖瓣不直接参与
大动脉位置与心室位置关系	总是与肺动脉在同侧	总是与主动脉在同侧

● 肺静脉：心尖四腔切面于左心房后可探及左上、左下、右上 3 支肺静脉。经胸超声心动图完整显示 4 条肺静脉有一定困难，如图 4-18。

● 剑突下心腔是显示房间隔的最佳切面，对判断房缺有重要意义。房间隔中部可见菲薄的线状回声，此即卵圆孔位置。

● 继发孔型（Ⅱ孔型）ASD 封堵术通常应满足以下条件。

① ASD ≤ 30mm（国外）、ASD ≤ 36mm（国内）。

② ASD 距上腔静脉、下腔静脉及二尖瓣 ≥ 5mm。

● VSD 封堵术通常应满足以下条件。

①左向右分流的肌部或膜部 VSD<15mm。

②距主动脉瓣≥2mm。

③距三尖瓣隔瓣≥3mm。

● 单纯 PDA 行封堵术时要求最窄内径一般≤12mm。

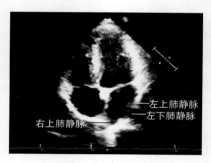

图 4-18 肺静脉

第二节 M 型超声心动图

左心室长轴切面（图 4-19）。

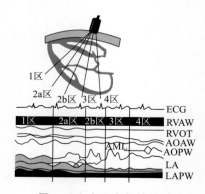

图 4-19 左心室长轴切面

1 区.心尖波群；2a 区.腱索水平波群；2b 区.二尖瓣前后叶波群；3 区.二尖瓣前叶波群；

4 区.心底波群

1.心底波群（4区，图4-20）

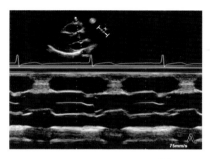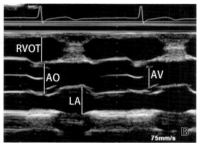

图 4-20　心底波群

A.标准切面；B.测量方法

正常值

　　RVOT：21.0 ～ 33.0mm（男）。

　　　　　　23.0 ～ 32.0mm（女）。

　　AO根部舒张末内径：26.7 ～ 33.6mm（男）。

　　　　　　　　　　　23.9 ～ 31.2mm（女）。

　　LA收缩末内径：27.1 ～ 36.3mm。

　　AV开放幅度：16.0 ～ 26.0mm。

　　（引自：王新房.超声心动图学.4版）

扫查方法

　　● 左侧卧位，于胸骨左缘第3肋间，于左心室长轴切面选择M型取样线时经主动脉根部取样，即可见此波群。

　　● 该切面解剖结构自前向后分别为：胸壁、右心室流出道、主动脉根部及左心房。

　　● 测量时相主动脉内径为心电图R波的顶点，左心房内径为心电图T波的终点。

　　● M型各内径测量时从前一界面内缘到后一界面内缘，测量时相如图所示。

　　2.腱索水平波群（2a区，图4-21）

　　正常值：

　　RVAW：厚度3.11 ～ 4.87mm。

　　　　　　收缩幅度8.0 ～ 15.0mm。

　　RV：舒张末内径17.3 ～ 21.5mm。

　　　　　收缩末内径15.8 ~ 19.1mm。

IVS：舒张末厚度6.47 ~ 9.50mm。

　　　　收缩末厚度9.87 ~ 14.5mm。

　　　　收缩幅度5.86 ~ 9.42mm。

　　　　收缩速度2.48 ~ 3.55cm/s。

　　　　舒张速度2.90 ~ 4.50cm/s。

LV：舒张末内径45.8 ~ 49.3mm（男）。

　　　　　43.7 ~ 46.4mm（女）。

　　　收缩末内径28.5 ~ 31.8mm（男）。

　　　　　26.3 ~ 28.6mm（女）。

LVPW：舒张末厚度6.72 ~ 9.18mm。

　　　　收缩末厚度11.2 ~ 15.0mm。

　　　　收缩幅度8.02 ~ 11.4mm。

　　　　收缩速度3.45 ~ 4.62cm/s。

　　　　舒张速度4.17 ~ 7.83cm/s。

EPSS：　　　　4.51 ~ 6.99mm。

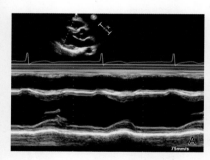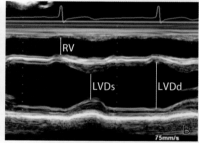

图 4-21　腱索水平波群

A.标准切面；B.测量方法

扫查方法

● 胸骨左缘第4肋间，于左心室长轴切面经二尖瓣腱索水平选择M型取样线时可见此波群。

● 该切面自前向后解剖结构分别为胸壁、右心室前壁、右心室腔、室间隔、左心室（及其内腱索）与左心室后壁。

● 测量时相舒张末期为心电图R波的顶点，收缩末期为T波终末点。

3.二尖瓣波群（2b区，图4-22）

扫查方法

● 胸骨左缘第3、4肋间，于左心室长轴切面经二尖瓣前叶选择M型取样线时即可见此波群。

4.肺动脉瓣波群（6区，图4-23）

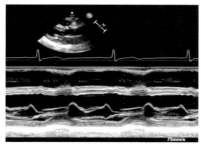 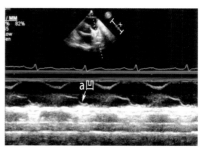

图4-22 二尖瓣波群　　　　　图4-23 肺动脉瓣波群

扫查方法

● 胸骨左缘第2、3肋间，于右心室流出道长轴切面基础上引导取样线记录M型曲线。

5.三尖瓣环位移（图4-24）

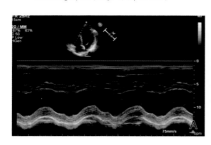 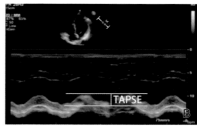

图4-24 三尖瓣环位移

A.标准切面；B.测量方法

正常值

三尖瓣环收缩运动位移（TAPSE）＞15mm。

扫查方法

● 取心尖四腔心切面，M型取样线置三尖瓣环侧壁点，记录M型图像。

相关链接

● 美国超声心动图学会推荐应用二维图像测量左心室大小，而由于时相易控制，我国大部分医院采用 M 型测量左心室大小和室壁厚度，但受个体差异、呼吸或心室不匀称性改变等影响，测量不准确时则选用二维图像测量。

● M 型超声心动图观测项目：曲线的幅度、间期、速度、内径，以及室壁厚度等数据。

● M 型包括传统 M 型和解剖 M 型。

● 解剖 M 型技术是通过电子计算机数字化处理技术，重现二维序列图像中任意方向线上的灰度-时间函数。

● 解剖 M 型的优点：可在任意方向放置取样；理论上可同时设多条取样线。

● 左心房径线通常由 M 型测定，但因各种心脏疾病左心房扩大时，需结合心尖四腔心等二维切面测量其上下径和左右径。

● 室间隔和左心室后壁测量时，应注意识别右心室调节束、室间隔束、腱索、乳头肌等结构，若 M 型取样线无法回避这些结构，二维图像有助于确定。

● 心肌收缩的特点。

①同步收缩、"全或无"式收缩。

②不发生强直收缩。

③高度依赖细胞外 Ca^{2+}。

● 心室与心房每收缩和舒张一次，即构成一个心动周期。

①心动周期各时相：心房收缩期（舒张晚期）$0.131 \pm 0.014s$。

　　　　　　　　心室收缩期　等容收缩期 $0.035 \pm 0.007s$。

　　　　　　　　快速射血期　左心 $0.083 \pm 0.022s$。

　　　　　　　　　　　　　　右心 $0.113 \pm 0.026s$。

　　　　　　　　缓慢射血期　左心 $0.206 \pm 0.031s$。

　　　　　　　　　　　　　　右心 $0.179 \pm 0.046s$。

　　　　　　　　心室舒张期　等容舒张期 $0.048 \pm 0.009s$。

　　　　　　　　　　　　　　快速充盈期 $0.207 \pm 0.014s$。

　　　　　　　　　　　　　　缓慢充盈期 $0.100 \pm 0.035s$。

②心动周期与心电图对应关系如图4-25。

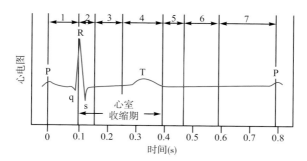

图4-25 心动周期与心电图对应关系

1.心房收缩期；2.等容收缩期；3.快速射血期；4.缓慢射血期；5.等容舒张期；6.快速充盈期；7.缓慢充盈期

③心动周期与M型超声心动图对应关系，如图4-26。

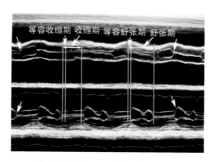

图4-26 心动周期与M型超声心动图对应关系

● 心脏各瓣叶活动曲线与心电图对应关系，如图4-27。

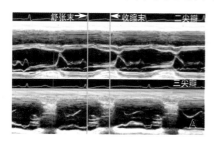
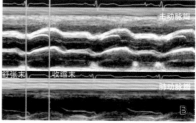

图4-27 心脏各瓣叶活动曲线与心电图对应关系

A.二尖瓣前后叶活动曲线与心电图对应关系；B.主动脉瓣活动曲线与心电图对应关系

- QRS波群反映左、右两心室的除极过程，T波反映心室的复极过程。
- 动作电位0期至3期末对应心电图的QRS波起始至T波末；静息期（4期）对应心电图的T波末至下一个QRS波起始。
- 动作电位的平台期（2期）有Ca^{2+}的内流，其引发心肌细胞的兴奋-收缩耦联机制。
- 正常人二尖瓣前叶曲线舒张期上升形成E、A两峰，后叶活动曲线与前叶相反，互为镜像，舒张期向下两峰分别为E'、A'峰，如图4-28。

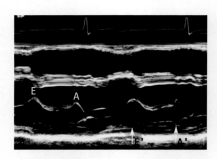

图4-28 正常人二尖瓣前叶曲线

- 肺动脉瓣叶开放前于舒张晚期可见瓣叶轻度后向移位，形成a凹，正常振幅为2～7mm。
- M型是观察室间隔运动的简单、有效的方法。各种室间隔运动异常见图4-29。
- M型上还可观察室壁增厚率，收缩期室壁增厚率的变化是反映心肌缺血比较特异的指标。
- 收缩期室壁增厚率=（收缩期厚度-舒张期厚度）/舒张期厚度×100%；正常室壁增厚率＞30%，心肌缺血时其收缩期增厚率明显减低，室壁变薄。
- 临床上判断收缩期室壁运动异常多以目测与幅度测量相结合。
- ①运动正常：收缩期心内膜向心

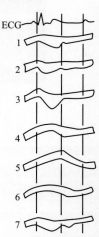

图4-29 各种室间隔运动异常

1.正常；2.左束支传导阻滞；3.左心容量负荷过重；4.右心容量负荷过重；5.心脏外科手术后；6.缩窄性心包炎；7.二尖瓣狭窄

运动幅度＞5mm，室壁增厚率＞30%。

②运动减弱：收缩期心内膜向心运动幅度在2～4mm，或较正常室减弱50%～70%，多见于不同程度心肌缺血。

③运动消失：收缩期心内膜向心运动幅度＜2mm。多见于急性心肌梗死区及陈旧心肌梗死瘢痕区。

④矛盾运动或反常运动：收缩期室壁向外运动，见于急性心肌梗死坏死处及室壁瘤膨出区。

⑤运动增强：比正常节段运动增强，见于急性心肌梗死时的未受累心肌。

第三节 多普勒超声心动图

一、二尖瓣彩色多普勒及频谱多普勒（图4-30）

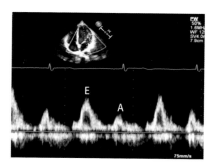

图4-30 二尖瓣彩色多普勒及频谱多普勒

正常值

　　E峰峰值：67～109cm/s（成年人）。

　　　　　　 80～130cm/s（儿童）。

　　A峰峰值：46～93cm/s。

　　E/A值：0.76～2.32。

　　E峰减速时间：143.0～218.8ms。

扫查方法

　　● 取心尖四腔心切面，将取样容积置于二尖瓣口左心室侧，按PW键。

二、三尖瓣彩色多普勒及频谱多普勒（图4-31）

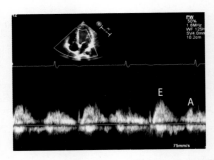

图4-31　三尖瓣彩色多普勒及频谱多普勒

正常值

　　E峰峰值：46 ~ 79cm/s（成年人）。

　　　　　　50 ~ 80cm/s（儿童）。

　　A峰峰值：34 ~ 50cm/s。

　　E/A值：1.02 ~ 1.92。

扫查方法

● 取心尖四腔心切面，将取样容积置于三尖瓣口右心室侧，按PW键。

三、左心室流出道、主动脉前向彩色多普勒及频谱多普勒（图4-32）

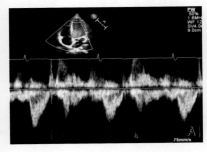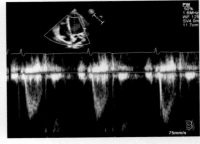

图4-32　左心室流出道、主动脉前向彩色多普勒及频谱多普勒

A.左心室流出道血流脉冲多普勒；B.主动脉前向血流脉冲多普勒

正常值

左心室流出道血流峰值：79 ～ 107cm/s。

左心室流出道血流峰值压差：2.50 ～ 4.79mmHg。

主动脉前向血流峰值：110 ～ 134cm/s（成年人）。

120 ～ 180cm/s（儿童）。

主动脉前向血流峰值压差：4.78 ～ 7.42mmHg。

主动脉前向血流速度时间积分：23 ～ 29cm。

主动脉射血时间：294.0 ～ 343.5ms。

扫查方法

● 取心尖五腔心切面，将取样容积分别置于主动脉瓣口下方1cm处及主动脉瓣口处。

四、肺动脉彩色多普勒及频谱多普勒（图4-33）

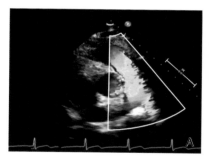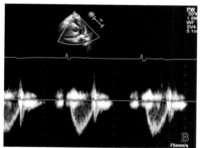

图4-33 肺动脉彩色多普勒及频谱多普勒

A.彩色多普勒；B.频谱多普勒

正常值

肺动脉瓣口血流峰值：84 ～ 97cm/s（成年人）。

50 ～ 105cm/s（儿童）。

肺动脉瓣血流加速时间：99.9 ～ 149ms。

肺动脉瓣血流速度时间积分：19 ～ 24cm。

肺动脉瓣射血时间：303.5 ～ 354.6ms。

肺动脉瓣射血前期：64.5 ～ 94.1ms。

扫查方法

● 取胸骨旁主动脉短轴切面，将取样容积置于肺动脉瓣口远侧3mm处，肺动脉中央。

五、肺静脉频谱多普勒（图4-34）

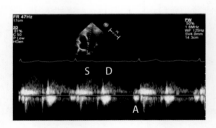

图4-34　肺静脉频谱多普勒

正常值

S峰峰值：50 ~ 65cm/s。

D峰峰值：41 ~ 67cm/s。

A峰峰值：23 ~ 33cm/s。

A峰时间：79.5 ~ 121.1ms。

（引自：王新房.超声心动图学.4版）

扫查方法

● 取心尖四腔心切面，观察左心房血流，将取样容积置于右上肺静脉入口内1 ~ 2mm处。

相关链接

● 通常彩色多普勒血流以"迎红背蓝"来判断血流方向。流速越快越红，蓝色越鲜亮。

● 多普勒频移（f_D）=$2f_o V\cos\theta/c$

θ：血流方向与声束方向的夹角；f_o：发射频率；V：血流速度；c：声速

θ为0°，$\cos\theta$为1，此时f_D最大。

当θ增大时，f_D随$\cos\theta$减小而减小。

● 多普勒角度较小时，角度误差1°所造成的速度误差较小；当$\theta > 60°$时，速度误差明显增大，故在临床测量中角度应<60°，如图4-35。

● 当血流经过狭窄处流入一宽阔的空腔时，形成"五彩镶嵌"的血流图像。

● 频谱多普勒可观察：频移时间、频移大小、频移方向、频谱辉度、频率离散度等。

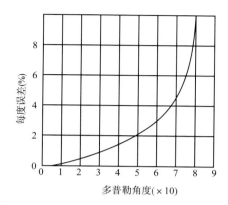

图4-35 流速测量的误差与多普勒角度的关系

● PW定位准确，但最大探测速度较小，一般<2m/s，临床上多用于探测静脉、房室瓣、半月瓣口血流频谱。

● CW能测定高速血流，但无法准确定位，临床上用于测定瓣膜狭窄或反流、心内分流的速度和压差。

● 频谱多普勒测量血流速度，为了减小误差，应尽量使声束与血流平行，亦可使用仪器的角度校正功能。

● 同一血流在不同的二维切面内所测得的流速可能并不一致，应从多个位置扫查，并选择流速测量值最高的切面。

● 二尖瓣舒张期血流频谱为正向双峰窄带波形。

● 三尖瓣舒张期血流频谱呈正向双峰，速度低于二尖瓣。

● 左心室流出道及主动脉前向收缩期血流频谱均呈负向窄带单峰。

● 肺动脉瓣收缩期血流频谱呈负向窄带波形，与基线间留有空窗。

● 肺静脉频谱呈三相波，分别为收缩期和舒张早期的两个正向波（S峰和D峰），以及舒张晚期小的负向波（A峰）。

● 肺静脉频谱形成原因如下。

A峰——心房收缩 $\longrightarrow$ 肺静脉血流短暂倒流

S峰——二尖瓣环向下运动

D峰——二尖瓣环开放 $\searrow$ 左房压↓ $V_{肺静脉}$↑

● 多普勒伪像

镜面伪像：出现在基线另一侧与真实多普勒频谱相对称，信号强度较弱。降低功率输出、调整多普勒声束与血流方向尽可能平行，可减少其发生。

声束宽度伪像：放置于远场的取样容积可以同时记录到一条以上的血流束，利用这种现象，可对不同血流的时间和速度进行比较。

幻影伪像：在很大的图像范围里出现短暂的单一色彩显示，产生于强反射体（如人工瓣膜）的运动，与可能发生的血流信号不符合。

第四节　组织多普勒显像（TDI）

一、二尖瓣环TDI显像（图4-36）

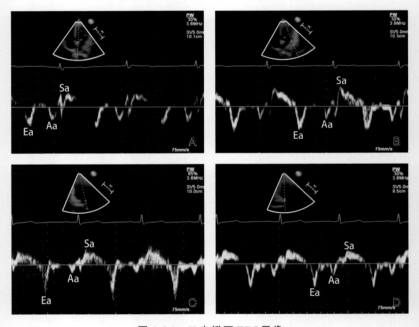

图4-36　二尖瓣环TDI显像

A.二尖瓣前叶瓣根部（四腔心）；B.二尖瓣后叶瓣根部（四腔心）；C.二尖瓣前叶瓣根部（两腔心）；D.二尖瓣后叶瓣根部（两腔心）

正常值

　　Ea＞Aa。

　　Sa波＞5～6cm/s。

扫查方法

● 取心尖四腔心及两腔心切面，将取样容积分别置于二尖瓣前叶、后叶的瓣根处，在TDI、PW模式下，即可得到二尖瓣的组织多普勒图像。

二、三尖瓣环TDI显像（图4-37）

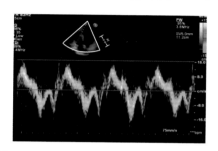

图4-37 三尖瓣环TDI显像（四腔心切面）

正常值

Ea＞Aa。

Sa波＞12cm/s。

扫查方法

● 取心尖四腔心切面，将取样容积分别置于三尖瓣环侧壁点，在TDI、PW模式下，即可得到三尖瓣环的组织多普勒图像。

相关链接

● 组织多普勒技术对心室壁运动进行实时定量分析，有效地反映心肌运动的方向、速度、局部室壁运动和增厚的程度。

● 通常以二尖瓣环水平的组织多普勒频谱来评价左心室整体功能。

● 二、三尖瓣环频谱主要由收缩期正向的Sa波和舒张期负向的Ea波和Aa波组成。

● 二尖瓣Sa波正常值>5～6cm/s，当Sa波小于正常值时，左心室EF也小于50%。

● 当舒张功能减低时，Sa波也随之减低。

● 三尖瓣Sa波正常值＞12cm/s，当Sa波小于正常值时，提示右心室收缩功能减低。

● TDI的临床应用研究：左心功能、右心功能、定量负荷超声心动图、再同步治疗、心脏电生理研究、各种心脏病等。

第五节　心功能评估

一、左心室收缩功能

正常值

　　LVESV：24ml/m^2 ± 10ml/m^2（m^2 为体表面积）。

　　LVEDV：70ml/m^2 ± 20ml/m^2。

　　SV：60 ~ 120ml。

　　EF：67% ± 8%。

　　FS：34% ± 5%。

二、左心室舒张功能

正常值（表4-5）

表4-5　超声心动图技术综合评价左心室舒张功能

项目	舒张功能正常（1级）	舒张功能减低（松弛异常2级）	舒张功能不全（假正常化3级）	舒张性心力衰竭（限制型充盈障碍4级）
二尖瓣前向血流	E/A > 1 EDT=160 ~ 240ms	E/A < 1 EDT ≥ 240ms	E/A > 1 EDT=160 ~ 240ms	E/A > 2 EDT ≤ 160ms
肺静脉血流	S/D > 1 PVa < 35cm/s	S/D > 1 PVa < 35cm/s	S/D < 1 PVa > 35cm/s	S/D < 1 PVa > 35cm/s PVa > MVa
组织多普勒	Ea/Aa > 1 E/Ea < 15	Ea/Aa > 1 E/Ea：8 ~ 15	Ea/Aa < 1 E/Ea：8 ~ 15	Ea/Aa < 1 E/Ea > 15

　　EDT.E峰减速时间；PVa.肺静脉逆向a波；E/Ea.二尖瓣口 E峰与间隔处二尖瓣环舒张早期峰值速度比值

三、左心整体功能——Tei指数

　　左心室Tei指数范围：0.39 ± 0.10。

右心室 Tei 指数范围：0.32±0.03。

扫查方法

● 组织多普勒：取样容积置于二尖瓣环，获得组织多普勒图像。测量二尖瓣口 Aa 波终止点与 Ea 波起始点间的时间间隔（IRT+ICT+ET）及 Sa 波的持续时间（ET），计算 Tei 指数。

● 频谱多普勒：心尖五腔心切面，取样容积置于二尖瓣口与左心室流出道之间，同时获得流入道和流出道的血流频谱，测量 IRT、ICT、ET，计算 Tei 指数。

● Tei 指数 =（IRT+ICT）/ET=（a-b）/b，测量如图 4-38。

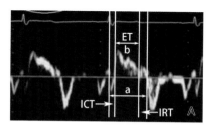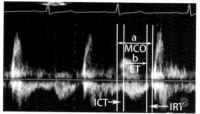

图 4-38　Tei 指数测量

A.组织多普勒图；B.频谱多普勒图；IRT.等容舒张期时间；ICT.等容收缩期时间；ET.射血时；MCO.二尖瓣关闭至二尖瓣开放的时间

四、右心室收缩功能

正常值

TAPSE（三尖瓣环收缩运动位移）：>15mm。

Sa（三尖瓣环收缩期最大速度）：>12cm/s。

五、右心室舒张功能

正常值

EV（三尖瓣血流舒张早期最大流速）：46～79cm/s。

AV（三尖瓣血流舒张晚期最大流速）：34～50cm/s。

EV/AV（E 峰与 A 峰比值）：>1。

IRT（等容舒张时间）：40～90ms。

相关链接

● FS（短轴缩短率）=（Dd-Ds）/Dd×100%

● SV（心搏量）=EDV-ESV

● EF（射血分数）=SV/EDV×100%

● 测量 EF 时，M 型适用于无节段性室壁运动异常者；二维 Simpson 法适用于节段性室壁运动异常者。

● 二维 Simpson 法测量 LVEF，应用 2DE 分别记录收缩末、舒张末的心尖四腔和两腔图，人工描绘心内膜轮廓，计算机软件自动得出 EDV、ESV 及 LVEF，如图 4-39。

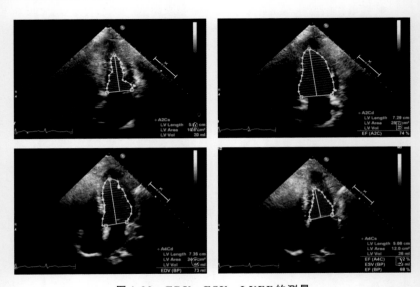

图 4-39 EDV、ESV、LVEF 的测量

A.心尖两腔收缩末；B.心尖两腔舒张末；C.心尖四腔舒张末；D.心尖四腔收缩末

● 目前左心室舒张功能的评价还没有一项独立可靠的指标，我们须将多个指标联合应用，以免误诊。

● 通常左心室松弛性减退时，IRT↑，EV↓，EDT↑，AV↑，EV/AV<1，AR 轻度↑。

● 左心室僵硬度增高时，IRT↓，EV↑，EDT↓，AV↓，EV/AV>2，AR 轻度↑。

● UCG 是临床上最早用于测定左心室质量的影像学方法之一，可由多个公式和算法测定，在所有心脏病的预后判断中发挥重要作用。

● Tei 指数即心肌做功指数，是评价心脏整体功能的新指标。

● Tei 指数从出生后至 3 岁有所下降，3 岁至成年人阶段保持相对稳定，当心功能下降时，Tei 指数增加。

● 左心房射血力（LAF）$= 0.5 \times 1.06 \times MVA \times PAV^2$

（0.5 为常数，1.06 为血液密度常数，MVA 为二尖瓣口面积，PAV 为心房收缩 A 波速度）

● 三尖瓣侧壁瓣环收缩最大位移是早期比较常用指标。

● 收缩期三尖瓣环最大运动速度是独立评价右心射血分数敏感指标。

● 右心室心肌松弛型减低时，$IRT \uparrow$，$EV \downarrow$，$EV/AV < 1$。

● EV/AV 受年龄、心率等影响，诊断时应予以考虑。

第六节　肺动脉压的超声心动图估测

正常值（海平面状态下，静息时）

PASP：$15 \sim 30mmHg$。

PADP：$5 \sim 10mmHg$。

PAMP：$10 \sim 20mmHg$。

估测方法：

● 一般所说的肺动脉压是指 PASP。

$PAMP = (PASP + 2PADP)/3$

● 肺动脉压的估测方法。

收缩压（PASP）存在三尖瓣反流时 $= 4V^2_{TR} + RAP$。

VSD：心室水平左向右分流 $= SBP - 4V^2_{VSD}$。

　　　心室水平右向左分流 $= SBP + 4V^2_{VSD}$。

PDA：大动脉水平左向右分流 $= SBP - 4V^2_{PDA}$。

　　　大动脉水平右向左分流 $= SBP + 4V^2_{PDA}$。

舒张压（PADP）$= 4V^2_{PAED} + RAP$。

平均压（PAMP）$= 4V^2_{PAEarD}$。

（V_{TR}.三尖瓣反流峰值流速；RAP.右房压；SBP.肱动脉收缩压；V_{VSD}.室间隔缺损收缩期分流峰值流速；V_{PDA}.动脉导管未闭收缩期分流峰值流速；V_{PAED}.肺动脉瓣反流舒张末流速；V_{PAEarD}.肺动脉瓣反流舒张早期峰值流速）

● RAP 的估测

右心房大小正常，轻度三尖瓣反流，RAP 约 $5mmHg$。

右心房轻度增大，中度三尖瓣反流，RAP 约 $10mmHg$。

右心房明显增大，重度三尖瓣反流，RAP 约 $15mmHg$。

相关链接

● UCG 不能直接测定肺动脉压，但根据某些超声心动图及多普勒血流信号的改变，可以估测肺动脉压。

● 根据三尖瓣瓣口反流估测肺动脉压

①简化的 Bernoulli 方程计算跨瓣压差 $\Delta P = 4V^2_{TR} = RVSP - RAP$。

②无肺动脉及右心室流出道狭窄时，$PASP = RVSP = \Delta P + RAP$。

③有肺动脉及右心室流出道狭窄时，$PASP = RVSP - \Delta P^2 = \Delta P + RAP - \Delta P^2$。

（ΔP.右心房、右心室间的压差；RVSP.右心室收缩压；ΔP^2.收缩期右心室、肺动脉间的压差）

● 根据三尖瓣反流频谱峰值速度常高估测肺动脉收缩压，当估测的压力 >40mmHg，才认为存在肺动脉高压。

● 室间隔缺损时，根据异常分流计算肺动脉压。

①左向右分流，$\Delta P = 4V^2_{VSD} = LVSP\text{-}RVSP$。

已知，左心室收缩压（LVSP）≈主动脉收缩压（AOSP），即肱动脉收缩压（SBP），故 $PASP \approx RVSP = SBP\text{-} \Delta P$。

②右向左分流，$\Delta P = 4V^2_{VSD} = RVSP\text{-}LVSP$，故 $PASP \approx RVSP = SBP + \Delta P$。

● 测定肺动脉瓣反流舒张末流速。

$\Delta P = 4V^2_{PAED}$ = 肺动脉舒张期压力（PADP）-右心室舒张期压力（RVDP），无三尖瓣狭窄时，舒张末期 RVDP=RAP，故 $PADP = RAP + \Delta P$。

● Masuyam 等发现肺动脉舒张早期压力差与心导管测得的肺动脉平均压力（PAMP）相关，将取样点放在肺动脉瓣下测量肺动脉舒张早期压力差即 $PAMP \approx 4V^2_{PAEarD}$。

● 心血管压力指标见表 4-6。

表 4-6 心血管压力指标（mmHg）

	收缩压	舒张压	平均压
RA	4 ~ 6	-2 ± 2	2 ~ 4
RV	15 ~ 30	2 ~ 5	
LA			5 ~ 10
LV	80 ~ 130	5 ~ 10	70 ~ 95
AO	80 ~ 130	60 ~ 90	70 ~ 95
SVC			3 ~ 6
IVC			5 ~ 7

附：本章所涉及的中英文对照

AAO	升主动脉	AML	二尖瓣前叶
AO	主动脉	AOAW	主动脉前壁
AOPW	主动脉后壁	ASD	房间隔缺损
AV	主动脉瓣	AVA	主动脉瓣瓣口面积
CS	冠状静脉窦	CW	连续多普勒
DAO	降主动脉横断面	Dd	左心室舒张末内径
Ds	左心室收缩末内径	ECG	心电图
EDV	舒张末容积	EF	射血分数
EPSS	舒张末二尖瓣前叶距室间隔的距离	ESV	收缩末容积
ET	射血时间	FS	短轴缩短率
ICT	等容收缩期时间	IRT	等容舒张期时间
IVC	下腔静脉内径	IVS	室间隔
LA	左心房	LAPW	左心房后壁
LCA	左冠状动脉	LPA	左肺动脉
LV	左心室	LVOT	左心室流出道
LVPW	左心室后壁	MCO	二尖瓣关闭至二尖瓣开放的时间
MV	二尖瓣	MVA	二尖瓣瓣口面积
PA	肺动脉	PADP	肺动脉舒张压
PAMP	肺动脉平均压	PASP	肺动脉收缩压
PDA	动脉导管未闭	PHT法	压差减半时间法
PML	二尖瓣后叶	PW	脉冲多普勒
RA	右心房	RAP	右心房压
RCA	右冠状动脉	RPA	右肺动脉
RV	右心室	RVAW	右心室前壁
RVOT	右心室流出道	SV	每搏量
SVC	上腔静脉内径	TDI	组织多普勒显像
VSD	室间隔缺损		

（牛惠萍 王俊彦 杜起军）

第5章 血管及浅表器官

第一节 腹部血管

一、腹主动脉

腹主动脉声像图（图5-1）。

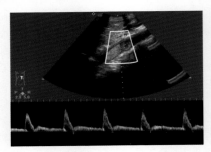

图5-1 腹主动脉

正常值（图5-2）

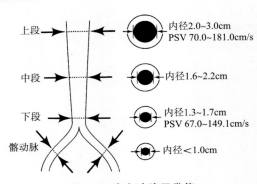

图5-2 腹主动脉正常值

频谱特征

　　快速三相血流

- 收缩期：高速窄带状，上升支、下降支快，对称，有空窗。
- 舒张早期：出现反向血流。
- 舒张中晚期：基线上稍宽频带的低速血流。

扫查方法

- 2.5 ~ 5.0MHz凸阵探头，血流声束夹角<60°，取样容积1.5 ~ 2.0mm，壁滤波100 ~ 200Hz。
- 禁食8 ~ 12h。
- 探头置于腹中部顶端（剑突下），偏左1cm处显示搏动性管状结构，横切和纵切扫查，观察腹主动脉全程及其主要分支。
- 彩色多普勒探测时，声束应朝向头侧或足侧，使多普勒声束与血流方向的夹角尽量小。
- 肥胖、腹腔胀气及大量腹水等致扫查不满意者，可行冠状扫查，右侧卧位或左侧卧位利用脾或肝、肾为透声窗，观察腹主动脉。
- 检查腹主动脉上段时，应嘱患者深吸气后屏气，利用下移肝作为声窗。
- 老年患者腹主动脉可发生移位和走行纡曲，追踪腹主动脉时应视情况调整探头位置。

解剖知识复习

- 腹主动脉全长14 ~ 15cm，为主动脉穿过膈肌的主动脉裂孔（相当于T_{12}下缘高度）至脐水平（相当于L_4平面）分出左、右髂总动脉之前的一段。
- 腹主动脉分3段。
- ①上段：胸骨下端至肠系膜上动脉起始处水平。
- ②中段：肠系膜上动脉起始处水平至肾动脉水平。
- ③下段：肾动脉水平至腹主动脉分叉处。
- 腹主动脉分出左、右髂总动脉的分叉点体表投影相当于两侧髂嵴连线的中点。
- 腹主动脉分支如下。
- ①壁支：供应体壁。包括腰动脉、膈下动脉、骶正中动脉。
- ②脏支：供应腹腔脏器和男女部分生殖器官。
- a.不成对脏支：腹腔干、肠系膜上动脉、肠系膜下动脉。
- b.成对脏支：肾动脉、肾上腺动脉、睾丸动脉（女性为卵巢动脉）。
- 腹主动脉前方的重要结构（自上而下）分别为以下内容。
- ①腹腔神经丛。

②胰体。

③脾静脉和左肾静脉。

④十二指肠水平部。

⑤小肠祥。

相关链接

● 进行血管测量时需遵循以下原则。

①检查顺序：灰阶超声→彩色多普勒→频谱多普勒。

②测量内径时，尽量使声束与血管长轴垂直，必要时可放大图像测量。

③调节增益使血管内腔清晰，管壁内缘明确。

④应用CDFI测量血管内径或面积时，适当调节仪器彩色和血流速度标尺，使血流信号在血管壁外刚好消失。

⑤PW检查时，尽量显示较长的血管，并使血流-声束夹角＜60°。

⑥为减少误差，应测量最少3～5个连续频谱，取平均值。

● 判定腹主动脉管腔内径是否正常，一方面要参考正常值，另一方面要看其从上至下的内径是否有规律地递减。

● 超声显示腹主动脉三层管壁结构（内膜、中膜、外膜）不如颈动脉清晰，原因如下。

①所用探头频率低于颈部血管。

②肠道气体干扰。

③腹主动脉位置较颈总动脉深。

● 腹主动脉及其最初分支为弹性血管，含有大量弹性纤维，可作为贮存器以保持心舒期血流；腹主动脉远端分支为肌动脉，具有高密度的平滑肌，控制着压力和各器官内毛细血管床的血流分布。

● 腹主动脉的血流特点如下。

①收缩早期：腹主动脉内血液向前流动。

②收缩末期：腹主动脉压＞左室压，腹主动脉内血液继续向前流动，但速度明显降低，直至为零。

③舒张早期：左心室给予的动能消失，加之外周小动脉的阻力，腹主动脉内血流反向。

④舒张中、晚期：大动脉壁弹性回复，血液在管腔内产生第二次前向流动。

● 腹主动脉近心段分别供应下肢动脉等高阻力循环动脉和肾动脉等低阻力循环动脉，其多普勒频谱为混合型；而远心段主要供应下肢动脉（高阻力循环动脉），其多普勒频谱为高阻力型。

● 腹主动脉远段血流在每一心动周期内呈现"红—蓝—红"的三相血流

信号，因其灌注高阻力血管床的下肢。近段血流的蓝色可能缺失，呈单一红色血流，因其灌注低阻力的脏器。

● 线阵探头可用于儿童腹部血管检查。因其近场图像质量好，且多普勒声束有偏转功能，平行于探头的血管也容易检测出血流信号。

● 探头加压可消除部分肠道气体的干扰，有助于显示腹膜后大血管。但被检查区域存在局限性增宽时，应避免加压。

二、腹腔干

腹腔干声像图（图5-3）。

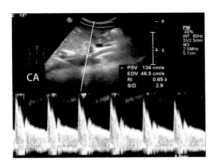

图5-3 腹腔干

正常值

内径：0.8 ~ 0.9cm。

血流速度：98.0 ~ 105.0cm/s。

RI：0.5 ~ 0.7。

频谱特征

● 单相血流。

● 收缩期：上升支较快，下降支亦较快的对称的收缩期峰。

● 频带较宽，有空窗。

● 舒张期：斜坡状，流速较快，频谱充填。

扫查方法

● 禁食＞12h。

● 剑突下横切面，显示腹主动脉发出腹腔干短干和腹腔干发出的肝总动脉和脾动脉，呈"T"征（即"海鸥"征），如图5-4，左翼为脾动脉，右翼为肝总动脉。

● 纵切面扫查，显示腹腔干从腹主动脉发出和其分支肝总动脉和脾动脉，如图 5-5。

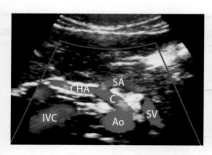

图 5-4 "T"征

CHA.肝总动脉；SA.脾动脉；C.腹腔干；
SV：脾静脉；IVC：下腔静脉；Ao：腹主动脉

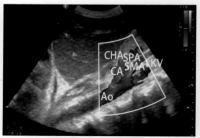

图 5-5 腹腔干纵切面扫查

CHA：肝总动脉；SPA：脾动脉；SMA：
肠系膜上动脉；Ao：腹主动脉；CA：腹腔干；
LKV：左肾静脉

解剖知识复习

- 腹腔动脉又称腹腔干，为腹主动脉第 1 支不成对脏支。
- 腹腔干为一粗短的动脉干，于主动脉裂孔的下方（约平 T_{12} 高度），起自主动脉前壁，长 1.2 ~ 2.5cm。

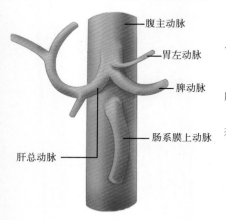

- 腹腔干分支：胃左动脉、肝总动脉、脾动脉，如图 5-6。
- 腹腔干常见变异如下。

①一条或多条腹腔干的分支从腹主动脉或肠系膜上动脉发出。

②腹腔干与肠系膜上动脉共干。

- 腹腔干毗邻

①前方：腹膜和网膜囊覆盖。

②后方：腹主动脉。

③下方：胰腺上缘。

④上方：肝左叶。

⑤左右侧：腹腔神经节。

图 5-6 腹腔干分支

（图中标注：腹主动脉、胃左动脉、脾动脉、肠系膜上动脉、肝总动脉）

相关链接

- 腹腔干及其分支于整个心动周期均为低阻前向血流，进食前后血流频谱变化不大。其通过肝动脉、脾动脉、胃左动脉分支供应低阻的肝、脾和胃血管床，其持续性血流主要满足肝、脾在整个心动周期中的高氧需求。

● 如腹腔干闭塞，会通过胰十二指肠动脉弓（包绕胰腺和十二指肠的小血管）建立侧支循环。因大量侧支循环的存在，腹腔干起始部闭塞，肝动脉或脾动脉血流也可表现为正常。

● 腹腔干的分支肝总动脉和脾动脉易被超声发现；胃左动脉超声不易显示。

三、肠系膜上动脉

肠系膜上动脉声像图（图5-7）。

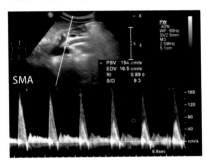

图5-7　肠系膜上动脉

正常值（表5-1）

表5-1　肠系膜上动脉测量正常参考值

	内径（cm）	平均流速（cm/s）
禁食时	0.60 ± 0.09	22.2 ± 7.5
进食后15min	0.64 ± 0.09	51.0 ± 16.3
进食后45min	0.67 ± 0.09	57.0 ± 17.3
进食后90min	0.64 ± 0.09	35.1 ± 9.0

（引自：李建初，等.血管和浅表器官彩色多普勒超声诊断学）

频谱特征：

● 禁食时（图5-8）

①快速双相血流频谱。

②收缩期峰高尖。

③舒张早期基线下反向小峰，或基线上出现小凹。

④舒张中晚期呈近基线的较宽频带的频谱。

⑤高阻力型频谱特征，RI＞0.8。

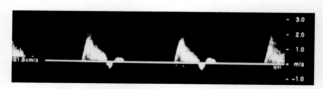

图 5-8　肠系膜上动脉禁食时频谱特征

● 进食后（图 5-9）

①单相频谱。

②收缩期峰不对称，下降支较斜缓。

③舒张早期基线下反向小峰消失，变为正向血流，速度明显加快。

④舒张中晚期血流速度均加快，全舒张期呈斜坡状，宽频带，充填频谱。

⑤中等阻力型频谱，RI＜0.8。

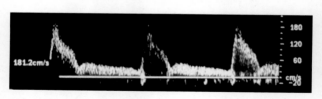

图 5-9　肠系膜上动脉禁食后频谱特征

扫查方法

● 禁食＞12h。

● 腹正中线偏左 1cm 处纵切面，腹腔干下方 1cm 处显示肠系膜上动脉从腹主动脉发出，横行扫查于胰腺后方显示肠系膜上动脉横切面。

● 超声检查腹腔干、肠系膜上动脉和肠系膜下动脉时，脉冲多普勒取样容积放置于每一条血管的起始部，后逐次尽可能向远处扫查。

解剖知识复习

● 肠系膜上动脉是腹主动脉第2支不成对的脏支。

● 肠系膜上动脉约平对 L_1 高度起始于腹主动脉前壁，与腹主动脉之间夹角为 30°，起始部距腹腔干根部约 1.25cm。经胰头、体交界处后方下行，越过十二指肠水平部进入小肠系膜根部，向右髂窝方向走行，止于回盲瓣附近。

● 肠系膜上动脉分支：胰十二指肠下动脉、空肠和回肠动脉、回结肠动脉、右结肠动脉、中结肠动脉，如图5-10。

● 肠系膜上动脉分支为空肠、回肠、盲肠和升结肠、近2/3横结肠、部分十二指肠和胰头的供血动脉。

● 肠系膜上动脉通过胰十二指肠动脉弓与腹腔动脉交通；通过Riolan动脉弓及Drummond结肠缘动脉与肠系膜下动脉交通。

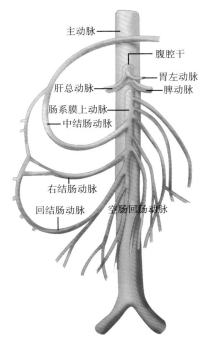

相关链接

● 超声检查肠系膜动脉时，应检查腹主动脉近段、腹腔干、肠系膜上动脉、肠系膜下动脉开口处及近段，通常粥样硬化易发生在这些血管开口处，为重点检查部位。

● 超声不能显示肠系膜上动脉远段。

图 5-10　肠系膜上动脉分支

● 肠系膜下动脉在主动脉分叉处上方约3.5cm处腹主动脉左前壁发出，向左下走行。

● 肠气过多、呼吸急促、过度肥胖或患有严重动脉粥样硬化疾病的患者均不能进行完整检查。

● 肠系膜上动脉的超声解剖特征
①被界线分明的三角形脂肪包绕。
②位于肠系膜上静脉的左侧。
③胰腺和脾静脉位于其前方。
④左肾静脉位于其后方。

● 禁食时肠系膜上动脉血流特点
①肠未作功，耗氧量少，血流量少，肠循环阻力相对较大。
②收缩早期：血流快速向前流动。
③收缩末期：血流速度减慢直至零。

④舒张早期：血流反向流动。

⑤舒张中、晚期：血液缓慢前向流动。

● 进食后肠系膜上动脉血流特点

①肠做功，耗氧量增大，毛细血管和小动脉舒张，肠循环相对阻力降低。

②收缩期：血流快速向前流动（流速较禁食时稍慢）。

③舒张早期：反向流动消失，呈正向血流，且流速明显加快。

④舒张中、晚期：血流速度也较禁食时明显增快。

● 肠系膜上、下动脉血流加快是由于进食活动后激素释放引起，其内径不增宽。肠系膜上动脉频谱变化于进食后45min达到高峰。

四、肾 动 脉

肾动脉声像图（图5-11）。

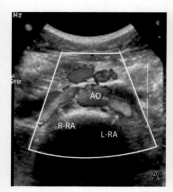 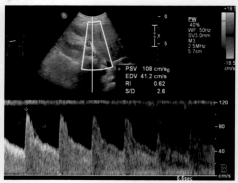

图5-11　肾动脉

A.彩色多普勒图；B.频谱多普勒图

正常值

内径：0.5 ~ 0.7cm（起始部稍粗）。

PSV：＜100cm/s。

RI：＜0.7。

收缩期加速时间：＜0.07s。

肾动脉各级分支的收缩期峰值流速及舒张末期流速范围见表5-2。

表 5-2　肾动脉各级分支的收缩期峰值流速及舒张末期流速

	PSV（cm/s）	EDV（cm/s）
小叶间动脉	10 ~ 15	3 ~ 7
弓形动脉	20 ~ 30	8 ~ 7
大叶间动脉	30 ~ 40	12 ~ 15
段动脉	40 ~ 50	15 ~ 15

频谱特征

● 收缩期上升支较快，下降支较慢斜缓。

● 舒张期呈平缓斜坡状，流速较快。

● 收缩期与舒张期频谱均呈填充型，各级分支频谱形态无差异，主要表现为流速递减。

扫查方法

● 禁食＞12h。

● 首选 2 ~ 5MHz 凸阵探头，儿童或体瘦者可选用更高频率探头。

● 使用较快的多普勒扫描速度，使频谱分析测量更加精确。

● 腹壁前横切腹主动脉，上下移动直至显示肾动脉起始处。

● 右肾动脉：下腔静脉后方找右肾动脉短轴，将探头旋转90° 显示右肾动脉长轴。

● 左肾动脉：多数左肾动脉在腹壁前的扫查难以追踪至肾门。取右侧卧位，通过左后斜位扫查，利用左肾作为透声窗观察左主肾动脉，有时可在冠状切面同时显示左右肾动脉起始处，即"剥香蕉皮"征，如图 5-12。

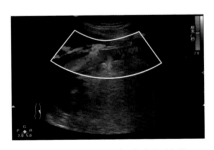

图 5-12　左、右肾动脉起始处

● 检查肾动脉变异时，应多切面扫查，特别是肾动脉短轴切面。

● 多普勒取样容积放置于血管中心，使用较小取样容积（宽度 1.5 ~

2.0mm)。

● 如无异常血流，应在肾动脉起始段、中段、远段测量收缩期峰值流速，在肾动脉上、中、下级的肾段动脉采集多普勒频谱。

● 调节频谱使波形放大，使之易于测量，以便准确测量收缩期峰值流速、加速时间、阻力指数。

● 加速时间（AT）测量：从收缩起始处至第一个收缩峰顶点，如图5-13。

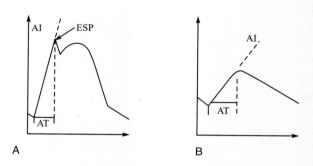

图5-13 加速时间（AT）测量

A.正常肾动脉频谱加速时间测量方法；B.近心端肾动脉严重狭窄加速时间测量方法

解剖知识复习

● 肾动脉解剖见图5-14。

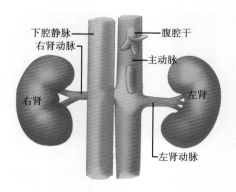

图5-14 肾动脉解剖

● 肾动脉平 $L_{1\sim2}$ 高度，起自腹主动脉侧面，起始部位于肠系膜上动脉起始段下方1.5cm处，距腹主动脉分叉处约10cm。

● 肾蒂由出入肾门的肾盂、肾血管、神经和淋巴管组成。肾蒂主要结构排列顺序如下。

①由前向后：肾静脉、肾动脉、肾盂。

②由上向下：肾动脉、肾静脉、肾盂。

● 肾动脉于肾静脉后上方横行向外，经肾门入肾。

● 右肾动脉起于腹主动脉前侧方（10～11点位），经下腔静脉后方右行入肾，是下腔静脉后方唯一的主要血管。

● 左肾动脉起于腹主动脉一侧或后侧方（3～4点位），沿后侧方入肾门。

● 肾动脉分支（图5-15）

①一级支：肾动脉。

②二级支：前、后两干。

③三级支：段动脉。

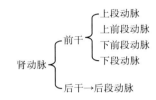

图 5-15　肾动脉分支

● 每条段动脉均有独立供血区域，各段动脉间无吻合，故某一段动脉梗阻会致该段肾组织发生缺血坏死。

● 叶间动脉由段动脉分出，走行于锥体之间，贯穿肾实质，其分支终止于弓形动脉，弯曲围绕着皮髓质交界，形成皮质支。

● 肾动脉变异

①上极副肾动脉：不经肾门而在肾上极入肾的动脉。

下极副肾动脉：不经肾门而在肾下极入肾的动脉。

（二者起自肾动脉、腹主动脉或腹主动脉与肾动脉起始部的夹角处）

②双主肾动脉：两根动脉均经肾门进入肾并发出段动脉。

● 肾血供丰富：成年人静息状态下，每分钟有1200ml血液流过肾，占心排血量的20%～25%。

相关链接

● 大部分人右肾动脉起始略高于左肾动脉。腹主动脉横切面，同一水平双侧肾动脉往往不能同时显示，需稍侧动探头分别显示。

● 右肾动脉中段位于下腔静脉后方，故较易显示全段。

● 左肾动脉中段走行于胰体及脾静脉后方，因胃肠回声遮盖，不易显示。

● 超声探测时，由于左、右肾动脉起始段声束与血流方向垂直而难于显示血流。采用改变声束的方法可改善之。

● 成年患者中，95%的主肾动脉可充分显示，但部分患者显示困难，原因如下。

①超声固有的穿透力限制。

②声束与血流方向的夹角对流速测量值的影响。

③肾动脉位置较深，相对较细，易受肠道气体和肥胖的干扰。

● 对动脉粥样硬化狭窄性疾病的老年患者，应仔细观察肾动脉起始处和近心段；对年轻患者，应全面观察整个肾动脉，因其易患纤维肌发育不良，可累及肾动脉远段和段动脉分支。

● 肾动脉为低阻血流，因为肾血管床阻力低，在舒张期出现持续前向血流。所有肾动脉包括肾内动脉诸分支均为此血流形式。

● 肾动脉频谱两个峰，第1个较小峰由心脏收缩引起，第2个较大峰由存储在血管壁的能量在心动周期释放引起。

● 彩色多普勒能量图能显示肾皮质的细小血管及低速血流，是了解皮质血流的较好方法。

● 肾血管检查方法有以下几种。

①经血管导管造影：评价肾血管的"金标准"，不仅可提供解剖信息，还可进行压力测量。但其具有侵入性，需使用含碘造影剂且有放射线辐射问题。

②CT（CTA）：较血管造影侵入性小，较MRA分辨率高，但需要碘造影剂，不适用于肾功能不全患者。

③MRI（MRA）：需静脉注射造影剂，价高且不适用于幽闭恐惧症患者。

④多普勒超声：无侵入性，不需造影剂，可提供生理及解剖信息，评估病变处血流动力学意义。可作为CTA和MRA检查的有益补偿，补充二者不能提供的信息。

五、下腔静脉

下腔静脉声像图（图5-16）。

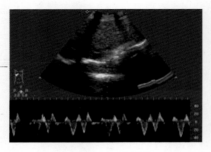

图5-16　下腔静脉

正常值（表5-3）

表5-3　下腔静脉各段测量正常参考值

下腔静脉	左右径（cm）	前后径（cm）
肝后段	2.0 ~ 2.4	1.0 ~ 1.3
中段（肾动脉水平）	1.8 ~ 2.1	0.9 ~ 1.2
下段	1.7 ~ 1.9	0.9 ~ 1.1

扫查方法

● 空腹4 ~ 8h。

● 频率2.5 ~ 5.0MHz凸阵探头，彩色多普勒声束夹角<60°，取样容积2 ~ 4mm，壁滤波50 ~ 100Hz。

● 仰卧位，探头置于剑突下腹正中线偏右约2cm处，纵切自上而下追踪观察下腔静脉。横切扫查可显示不同水平下腔静脉横断图像。

● 仰卧位时疑下腔静脉梗阻，而临床表现不支持时，可采取站立位或坐位，肝位置下移及下腔静脉增宽有助于下腔静脉显示。

● 冠状切面扫查：患者取左侧卧位，探头置于右前腹肋间或右侧腰部，利用肝和右肾做透声窗显示下腔静脉长轴切面。

解剖知识复习

● 下腔静脉解剖，见图5-17。

● 下腔静脉长约20cm。由左、右髂总静脉汇合而成，沿脊柱右前方、腹主动脉右侧上行，穿腔静脉孔，经胸腔入右心房。

● 下腔静脉属支

①壁支：包括1对膈下静脉和4对腰静脉（各腰静脉间的纵支连成腰升静脉，左右腰升静脉向上分别续为半奇静脉和奇静脉）。

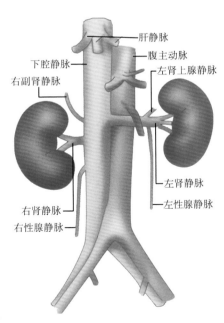

图5-17　下腔静脉解剖

②脏支：包括睾丸（卵巢）静脉、肾静脉、右肾上腺静脉和肝静脉等。

● 下腔静脉毗邻

前方：十二指肠上部、胰头、十二指肠水平部、小肠系膜根部和肝门静脉。

后方：腰椎体、右膈脚、右交感神经干。

右侧：右腰大肌、右输尿管、右肾和右肾上腺。

左侧：腹主动脉。

● 下腔静脉分段

①上段：肝静脉开口以上至右心房。

②中段：肾静脉开口以上至肝静脉开口以下。

③下段：肾静脉开口以下至左、右髂总静脉汇合处。

● 腹腔段下腔静脉内无瓣膜，仅在右心房内、下腔静脉入口处的前缘，有一半月形的下腔静脉瓣。

● 下腔静脉变异见以下情况。

①下腔静脉肝后段或肾上段缺如：下腔静脉的肾下段汇入奇静脉或半奇静脉，除肝静脉直接注入右心房外，上腔静脉在注入右心房前将接收身体所有静脉血。

②双下腔静脉：常发生于肾静脉水平以下，止于肾静脉水平，位于主动脉两侧，由同侧髂静脉向头侧延续而来。

③左下腔静脉：起始于左髂总静脉并常与左肾静脉相连，如图 5-18。

相关链接

● 下腔静脉呈椭圆形，前后径＜横径。

● 正常下腔静脉内径≤2.5cm，影响其变化的因素如下。

①呼吸和心动周期。

②右心房压力（胸腔积液或心力衰竭时，内径增宽）。

● 下腔静脉血流频谱

①近心段：血流随呼吸运动和心动周期而变化，频谱一般为三相型，有时为多相型。

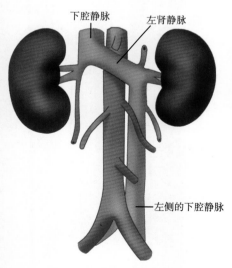

图 5-18　左下腔静脉

（图中标注：下腔静脉、左肾静脉、左侧的下腔静脉）

②远心段：受心脏舒缩的影响较小，频谱为连续前向血流，在收缩期和舒张期相对变化较小。

● 下腔静脉近心段多相型血流频谱产生的机制，如图5-19。

s波：与心室收缩有关，紧随心电图QRS波之后。心脏射血→右心房容积↑→压力↓→下腔静脉回心血量↑、速度↑。

v波：心电图T波后立即发生，与等容舒张期有关。静脉血流入右心房，（三尖瓣此时已关闭）→右心房血流量↑→房内压力↑→心房过度充盈→血液反流→形成v波。

d波：心电图T波之后不久发生。三尖瓣开放→血液由右心房进入右心室→右心房压力↓→下腔静脉较多血液流入右心房。

a波：心电图P波之后即发生。心房收缩期→房内压↑→下腔静脉内出现短暂逆流。

c波：a波之后偶尔尚有一个小的c波。心室收缩→心室内血液推顶并关闭房室瓣→三尖瓣向心房侧凸出→右心房压力轻度↑。

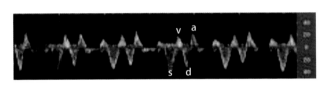

图5-19　下腔静脉近心段多相型血流频谱

● 下腔静脉滤器：用于预防下肢静脉或盆腔静脉血栓脱落引起肺栓塞。应放于肾静脉平面下方。

①置入前：超声可确认从导管插入部位至下腔静脉间的静脉系统中有无血栓存在。

②置入后：超声观察置入位置、置入部位有无血栓、下腔静脉有无穿孔及周围血肿等。

六、肝静脉

肝静脉声像图见图5-20。

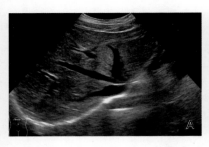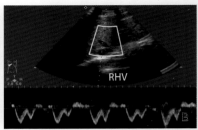

图 5-20　肝静脉

A.标准切面；B.频谱多普勒图

正常值

● 内径

肝左静脉：0.5 ~ 0.9cm。

肝中静脉：0.5 ~ 0.9cm。

肝右静脉：0.4 ~ 0.9cm。

● 血流速度

S 波峰值流速：22 ~ 39cm/s（平均29cm/s）。

V 波峰值流速：0 ~ -8cm/s（平均-1.1cm/s）。

D 波峰值流速：13 ~ 35cm/s（平均22cm/s）。

A 波峰值流速：0 ~ -38cm/s（平均-18cm/s）。

S 波峰值流速/D 波峰值流速：1.0 ~ 2.8（平均1.4）。

（引自：Abu-Yousef.美国.1992）

扫查方法

● 扇扫或凸阵探头，探头频率2.5 ~ 5.0MHz。

● 主要探测切面

①剑突下横断扫查：声束指向第二肝门，可同时显示下腔静脉横断图与3支或两支肝静脉的长轴图。

②剑突下纵断扫查：探头呈矢状位纵断扫查。此切面用于观察肝左静脉和肝中静脉，较剑突下横断扫查更具优势。

③右肋缘下斜断扫查：可观察肝右静脉、肝中静脉及它们之间的交通支和肝内其他侧支循环。

④右肋间冠状面扫查：肝右静脉可较好显示。

● 扫查肝静脉需屏气时进行，利用肝脏作透声窗使肝静脉清晰显示。

● 多普勒检查，应在正常呼吸状态下观察肝静脉波形，呼气末获取的肝静脉频谱形态较可靠。

解剖知识复习

● 肝静脉解剖见图5-21。

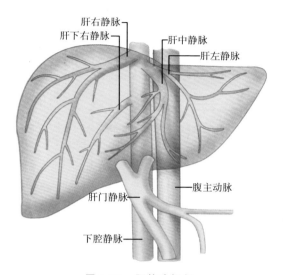

图5-21　肝静脉解剖

● 肝门静脉和肝动脉的血液经肝血窦在肝小叶的中央部汇合成中央静脉，再经小叶下静脉逐级汇合成肝静脉。

● 肝静脉分上、下两组。

上组：肝右静脉、肝中静脉、肝左静脉，三支静脉管径较大，经第二肝门汇入下腔静脉，为肝主要引流静脉。

下组：直接经第三肝门汇入下腔静脉的肝短静脉。

● 肝右静脉：行于右段间裂及右叶间裂内，其头端1/3是肝右前叶、右后叶的分界标志。引流右后叶及部分右前叶静脉血。

● 肝中静脉：行于肝中裂内，是肝右前叶与左内叶分界标志，引流左内叶及部分右前叶静脉血。

● 肝左静脉：行于左外叶段间裂上部，可作为肝左外叶上段、下段分界标志，引流左外叶静脉血。

● 肝短静脉：4～8支，引流右后叶脏面和部分尾状叶静脉血，直接汇入下腔静脉。其汇入点相当于第三肝门。

● 肝静脉变异

①肝中静脉与肝左静脉合干后汇入下腔静脉。

②肝左静脉可有两条。

③三支肝静脉中一条缺如，常见于肝右静脉，肝中、肝左静脉次之。

相关链接

● 肝静脉管壁较薄，超声图像不易显示管壁回声。由于三支肝静脉常不在同一平面，故不易同时显示三支肝静脉主干。

● 剑突下横切面可清楚显示三支肝静脉汇入下腔静脉处，但此切面常探测不到肝右静脉血流，因为声轴与血管垂直。改用肋间冠状切面扫查，则可显示（该切面只能显示肝右静脉）。

● 彩色多普勒显示肝静脉为离肝血流，流速较低，血流较紊乱，同时具有期相性变化和搏动性（右心搏动致其略有搏动性）。

● 肝静脉频谱呈两相或三相波形，具有两个反向流速谷点，1个反流峰，即 S 谷、D 谷和 A 峰；S 与 D 之间为 V 点，如图 5-22。

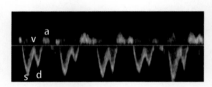

图 5-22　肝静脉频谱

①S 谷：与右心室收缩相关。

②V 点：等容舒张期中下腔静脉回流最低期。

③D 谷：与右心室舒张相关。

④A 峰：右心房收缩期血液反流。

⑤Valsalva 动作时 S/D 值下降，但仍 > 0.6。

七、肝门静脉

肝门静脉声像图（图 5-23）。

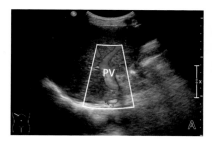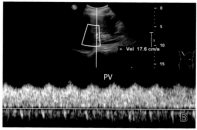

图 5-23　肝门静脉

A.彩色多普勒图；B.频谱多普勒图

正常值（表5-4）

表 5-4　肝门静脉系统测量正常值

部位	内径（mm）	频谱形态	最大流速 V_{max}（cm/s）	流量（ml/min）	备注
肝门静脉主干	<13，呼气末<16	连续进肝，随呼吸波动	12<V<40	882±87	进食后内径可增加1mm，流速增快深吸气直径增加>20%
脾静脉	<8	连续	吸气时流速增快		
肠系膜上静脉	<10	连续	进食后流速增快		
胃左静脉	<5				

扫查方法

● 禁食4h以上。

● 超声对肝门静脉系统扫查包括：肝门静脉、脾静脉、肠系膜上静脉。

● 显示肝门静脉主干的方法如下

①先于上腹部横切于胰腺后方显示脾静脉，改变探头方向使其斜切显示肝门静脉主干。

②左侧卧位，以肝为透声窗，于肝门处扫查，向下至与脾静脉的连接部，继续向左至脾门处。

● 显示脾静脉的方法

①上腹部横切面确定胰腺位置，在胰腺的后方可见脾静脉长轴。

②左侧肋间斜切，以脾为透声窗，可显示脾门部及脾静脉主干近端。

● 显示肠系膜上静脉的方法：仰卧位，于上腹部纵切扫查或沿肝门静脉主干长轴向下追踪，以显示肠系膜上静脉长轴及与脾静脉汇合部，于肠系膜上静脉的左侧可见伴行的肠系膜上动脉。

● 正常肝门静脉测量部位：下腔静脉前方，距第一肝门1～2cm处，测量其内径。

● 流速设置14～26cm/s，取样容积2～4mm，声束与血流夹角（θ）＜60°，壁滤波50～100Hz。

● 取样窗大小适当，过大或检查部位较深均可致帧频变慢。

解剖知识复习

● 肝门静脉解剖（图5-24）

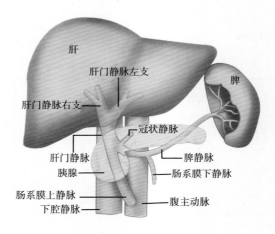

图5-24　肝门静脉解剖

● 肝门静脉由脾静脉、肠系膜上静脉于胰颈后方汇合而成。长7～8cm。斜向右上进入十二指肠韧带内。

● 肝门静脉于肝门横沟处分成左、右两支。入肝后经多级分支进入肝窦。

● 肝门静脉左支：分为横部、角部、矢状部、囊部。形成"工"字结构。

● 肝门静脉右支：进入肝实质前分成右前叶支、右后叶支。

● 肝门静脉远端与腹腔内脏的巨大毛细血管床相通，收集腹腔内脏的静脉血流，近端则流入肝（实质为另一个巨大的毛细血管床），故肝门静脉系统两端均为毛细血管床。

● 肝门静脉及其属支基本无静脉瓣。

● 肝门静脉主要属支

①肠系膜上静脉。

②脾静脉。

③肠系膜下静脉。

④胃左静脉（胃冠状静脉）。

⑤胃右静脉。

⑥胆囊静脉。

⑦附脐静脉。

相关链接

● 正常肝门静脉管壁为强回声。

● 检查肝门静脉系统，除肝门静脉主干外，应追溯脾静脉及肠系膜上静脉。CDFI可提示其血流是否通畅。

● 脾静脉可从肝门静脉起始部向脾门逐渐观察；肠系膜上静脉可从肝门静脉起始部逆向追溯。

● 正常胃左静脉较细小，走行于胃小弯侧，常受气体干扰，难以显示。但门静脉高压时，胃左静脉曲张，增粗，较易显示。

● 肝门静脉为连续性低速带状频谱，其流速可受心动周期的影响，且随呼吸运动而轻度变化。

● 影响肝门静脉血流测定的因素

①呼吸：吸气时，肝门静脉及脾静脉血流速度降低；呼气时，血流速度升高。

②运动：肝门静脉血流速度明显下降，可能由运动时肠系膜动脉血流减少所致。

③改变体位（由仰卧位变为坐位或站立位）：肝门静脉血流速度下降，由于下肢潴留大量静脉血，减少了心排血量。

④进食：进食后由于内脏血管扩张和充血，肝门静脉和肠系膜上静脉血流增加，血流速度见表5-5。

表5-5　进食对肝门静脉的影响

	内径（cm）	流速（cm/s）	血流量（ml/min）
禁食期间	1.17±0.22	16.29±3.68	1122.00±708.00
进食后	1.38±0.25	22.72±4.88	2034.60±757.80

● 常用肝门静脉血流量公式

①$Q = \frac{A \cdot B \cdot \pi}{4} \cdot \frac{0.57 V \max}{\cos\theta} \cdot 60$（ml/min）

式中：A.肝门静脉前后径（cm）；B.肝门静脉横径（cm）

② $Q = \left(\dfrac{D}{4}\right)^2 \cdot \pi \cdot V \cdot 60$（ml/min）

式中：D.肝门静脉内径（cm）；V.平均血流速度（cm/s）

● 目前多认为多普勒超声可精确测量血流量，但有局限性。主要与下列因素有关。

①超声束与血流间的夹角。

②用最大速度推算平均血流速度。

③血管横断面积的测量。

④肝门静脉血流量的生理变化。

⑤操作者的依赖性。

● 肝门静脉与肝静脉超声鉴别要点

①走行：肝静脉基本呈纵向走行，肝门静脉呈横向走行。

②汇合：肝静脉于近膈肌处汇入下腔静脉，肝门静脉在肝门处分为肝门静脉左右支。

③管径变化：肝静脉近膈肌处增宽，肝门静脉近肝门处相对增宽。

④边界：肝静脉周围无包绕物，肝门静脉周围包绕厚的有回声的纤维组织鞘。

第二节　颈部血管

一、颈 动 脉

1.颈总动脉（CCA）（图5-25）

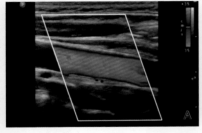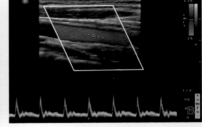

图5-25　颈总动脉

A.标准切面；B.频谱多普勒

2. 颈内动脉（ICA）（图5-26）

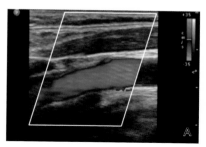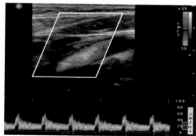

图5-26 颈内动脉

A.标准切面；B.频谱多普勒

3. 颈外动脉（ECA）（图5-27）

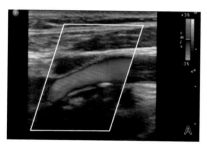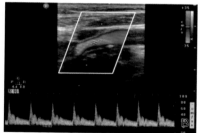

图5-27 颈外动脉

A.标准切面；B.频谱多普勒

正常值（表5-6，表5-7）

表5-6 颈总动脉、颈内动脉及颈外动脉内径正常值（$\bar{x} \pm s$，mm）

年龄组（岁）	例数	颈总动脉	颈内动脉	颈外动脉
20 ~ 40	32	6.6 ± 0.4	5.4 ± 0.5	4.3 ± 0.4
41 ~ 50	30	6.7 ± 0.5	5.6 ± 0.5	4.6 ± 0.5
51 ~ 60	24	6.9 ± 0.5	5.4 ± 0.6	4.4 ± 0.6
＞61	14	7.5 ± 0.9	6.0 ± 0.8	4.7 ± 0.4

表 5-7　颈总动脉、颈内动脉及颈外动脉血流参数正常值（$\bar{x} \pm s$）

	PSV（cm/s）	EDV（cm/s）	RI
颈总动脉	91.3 ± 20.7	27.1 ± 6.4	0.70 ± 0.05
颈内动脉	67.6 ± 14.3	27.3 ± 6.4	0.59 ± 0.06
颈外动脉	70.9 ± 16.1	18.1 ± 5.1	0.74 ± 0.09

颈动脉内中膜厚度＜1.0mm

注：PSV.收缩期峰值流速；EDV.舒张末期流速；RI.阻力指数

（引自：徐智章，张爱宏.外周血管超声彩色血流成像）

频谱特征

● 颈总动脉

①收缩期双峰，舒张期持续、正向血流。

②阻力指数介于颈内动脉与颈外动脉之间。

● 颈内动脉

①收缩期双峰，舒张期持续、高速、正向血流。

②频带较宽，频窗存在。

③低阻力型频谱。

● 颈外动脉

①收缩期双峰，舒张末期速度接近零或等于零。

②频带较窄，频窗清晰。

③高阻力型频谱。

扫查方法

● 使用高频线阵探头，于甲状腺横切面水平向外侧平移探头，即可探测到颈总动脉横断面，向下移动至颈总动脉起始处，从颈总动脉起始处向上移动探头，连续观察颈总动脉。

● 连续观察颈总动脉时，当探头移至甲状软骨上缘水平，横断面图像出现血管膨大区（颈动脉分叉处），膨大区向上接近下颌骨角后方时，出现两条血管横断面，即颈内动脉和颈外动脉。

● 一般颈内动脉位于后外侧，颈外动脉位于前内侧。

● 颈内动脉远端检查技巧：将患者头部转向对侧，并将探头置于胸锁乳突肌后方，指向前内方向。如线阵探头效果差，可使用5～7MHz凸阵探头。

● 纵断面：观察彩色多普勒血流和采集多普勒频谱。

● 横断面：有助于了解动脉解剖、探头定位、显示偏心性斑块及管腔内径。

● 内中膜厚度（IMT）：颈动脉长轴切面测量内膜内表面至中膜外表面

的垂直距离，如图 5-28。

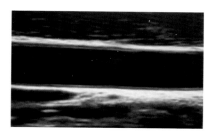

图 5-28 颈动脉内中膜

解剖知识复习

● 颈部血管分支（图 5-29，图 5-30）

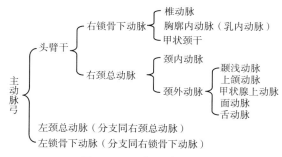

图 5-29 颈部血管分支

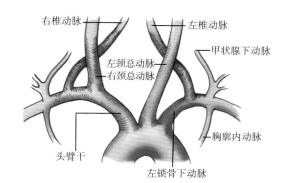

图 5-30 颈部血管分支

● 颈总动脉外侧有颈内静脉，两者之间的后方为迷走神经，三者被包于颈动脉鞘内。

● 颈总动脉分为颈内动脉、颈外动脉，其分叉处有两个重要结构。

①颈动脉窦：为颈总动脉末端和颈内动脉起始段的膨大部分，壁内有特殊的感觉神经末梢，受舌咽神经和迷走神经支配，为压力感受器，可反射性调节血压。

②颈动脉体：位于颈内动脉、颈外动脉分叉处后方，借结缔组织连于动脉壁上，受窦神经和迷走神经支配，属化学感受器，当血氧分压降低时，反射性引起呼吸加深、加快及心跳加快、血压升高。

● 颈动脉管壁三层结构（所有动脉管壁都由此三层构成，但各层厚薄有所不同）

①内膜：最内层，动脉上皮细胞附着层。

②中膜：中间层，肌肉组织为其主要成分，是动脉弹性和硬度的基础。

③外膜：最外层，由疏松结缔组织构成。

相关链接

● 频谱多普勒波形的意义（图 5-31）

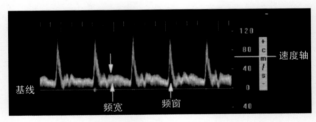

图 5-31 动脉频谱多普勒波形

①纵轴方位代表频谱（速度）；横轴方位代表时间。

②基线：频移为"0"时的基准线。其上方波形代表血流朝向探头流动，下方波形代表血流背离探头流动。

③频窗：基线与频谱线之间未被填充的部分。

④频宽：频移在垂直方向上的范围，即频谱线的宽度。表示某一瞬间取样容积中红细胞运动速度分布范围大小。

a.红细胞运动速度相同的多（速度梯度小），称为频谱宽度窄或频带窄。

b.红细胞运动速度不同的多（速度梯度大），称为频谱宽度宽或频带宽。

c.频宽加大则频窗变小，反之亦然。

⑤频谱灰阶值：代表在取样容积内速度相同的红细胞数量，数量多，灰

阶值高；反之则灰阶值低。

● 正常频谱形态及意义（图5-32）

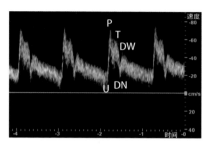

图5-32 动脉正常频谱形态

①u点：舒张末期。

②P波：收缩早期冲击波波峰（左心室收缩）。

③u-P：快速射血期（收缩早期）。

④T波（潮汐波）：缓冲射血期。外周血压下降，主动脉等弹力血管回缩所致（健康青年人 P ＞ T，随年龄增大，T波逐渐升高，老年人T波常高于 P波）。

⑤DN（dicrotic notch）重搏波切迹：主动脉瓣关闭所致。

⑥DW（dicrotic wave）重搏波（舒张波）：主动脉瓣关闭后，心室内血液反冲所致。

⑦u-DN：相当于左心室射血时间（LVET）。

● 正常动脉波形（图5-33 ~ 图5-36）

①三相波动脉波，主要见于四肢血管（图5-33）。

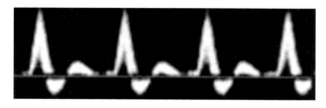

图5-33 三相波动脉波

特点：陡直的u-P段，至P点后，谱线急速下降；无T波，重搏波切迹越过基线至另一侧，形成一个小的反向波。随后为一小段正向重搏波

②低阻型动脉波，主要见于实质脏器动脉（图5-34）。

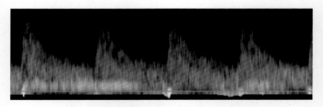

图 5-34　低阻型动脉波

特点：陡直的 u-P 段，至 P 点后，谱线缓慢下降，有不明显的 T 波，重搏波切迹不明显甚至消失，重搏波也不明显甚至消失，DW-u 段维持在较高速的水平

③高阻型动脉波，主要见于空腔脏器动脉（图 5-35）。

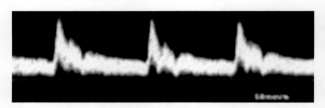

图 5-35　高阻型动脉波

特点：陡直的 u-P 段，至 P 点后，谱线快速下降，有明显的 T 波，重搏波切迹显著，其后为明显的重搏波，DW-u 段维持在较低速的水平

④介于低阻 - 高阻型动脉波之间波型，主要见于颈总动脉（图 5-36）。

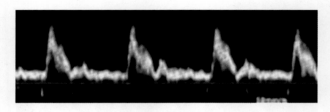

图 5-36　介于低阻 - 高阻型动脉波

特点：介于低阻型动脉波和高阻型动脉波之间的类型

● 颈动脉超声检查注意事项

①取样线角度：多普勒声束角度 ≤ 60°。

②取样容积：远离血管壁，置于管腔中央，取样容积尽可能小，通常为 1.5mm。

　　③壁滤波：设置要适宜，过大会滤掉大量低速血流，过小会收到不必要的噪音信号。

　　④速度范围：将速度标尺调至正常管段内血流信号不出现混叠现象为宜。

　　⑤测量位置的选择：如测量CCA流速应该在距颈总动脉分叉下方4cm处。

　　● 动脉血流运行

　　①收缩期主峰：左心室收缩产生。

　　②减速深切迹（切迹谷）：主动脉瓣关闭产生负加速度，可至基线下。

　　③舒张期次峰：大动脉弹性回复。

　　④流速逐渐降低：至舒张末期。

　　● 颈内、外动脉的鉴别（表5-8）

表5-8　颈内、外动脉鉴别

	颈内动脉	颈外动脉
内径	较粗	较细
解剖特征	无分支	多个分支
检测位置	后外侧	前内侧
频谱形态	低阻力型	高阻力型
颞浅动脉叩击试验	无变化	传导震颤性血流波形

　　正常颈动脉峰值流速（PSV）：CCA＞ECA＞ICA

　　舒张末期流速（EDV）：ICA＞CCA＞ECA

　　阻力指数（RI）：ECA＞CCA＞ICA

　　● 两个概念

　　①阻力指数（resistance index，RI）：是频谱分析的重要指标之一。反映血流灌注的阻力，多用于对外周动脉阻塞的判断。

$$RI=（PSV-EDV）/PSV$$

　　式中：PSV为收缩期峰值流速，EDV为舒张末期流速。

　　②搏动指数（Pulsatility Index，PI）：是频谱分析的重要指标之一。反映血管的搏动性，多用于反映血管的顺应性。

$$PI=（V_{max}-V_{min}）/V_m$$

　　式中：V_{max}为取样容积最大流速，V_{min}为取样容积最小流速，V_m为平均血流速度。

　　● 颈总动脉血流70%入颈内动脉，30%入颈外动脉，颈总动脉阻力指数介于颈内动脉和颈外动脉阻力指数之间。

● 颈内动脉供应颅内血流，因颅内动脉有丰富的动脉吻合支，故血流阻力小，呈低阻型频谱。

● 颈外动脉供应颜面部、颈部及头皮的血流，分支多，循环阻力大，呈高阻型频谱。

● 不要在比较两根血管的血流频谱特征之前，就确认ICA或ECA。区分两者的参数中，多普勒频谱特征非常重要，它能反映两者的灌注血管床的本质特征——血管阻力。

● 颞浅动脉叩击试验：在耳前触及颞浅动脉，用指尖轻叩，同时观察多普勒特征，ECA频谱呈锯齿样改变，ICA无此特征，如图5-37。

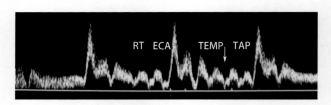

图5-37　颞浅动脉叩击试验

● CCA收缩期峰值流速＞100cm/s时，通常有异常。

● 从颈动脉分叉处向颈总动脉近心端方向（朝向主动脉弓），血流速度不断增高，每远离分叉处1cm血流速度平均增高9cm/s。

● 颈动脉血流测量时产生假性高速血流的原因

①颈内动脉血流速度测量点距分叉处位置过近。

②如颈内动脉血流速度增高，但其与颈总动脉和邻近血管相比较，无明显升高，则可能受检者本身颈动脉流速高，而不是狭窄病变造成。

③多普勒声束角度调节不当。

④颈动脉对侧血管病变时，健侧可代偿性增高。

⑤血管内膜剥脱术后。

● 颈动脉流速测量出现偏差的原因

①多普勒声束角度调节不当。

②非层流情况下，检查者不能正确判断血流具体方向，可致测量误差。

③颈动脉走行纡曲时，纡曲严重段会出现测量误差。

● 颈动脉超声血流成像中常见伪像及消除方法

①彩色外溢：由于彩色多普勒增益调节过大，或PRF调节过低，血流信号超出血管腔。

消除方法：适当调节多普勒增益或正确选择PRF。

②彩色混叠：如果红细胞运动产生的多普勒频移超过 Nyquist 极限，探头所探测到的频移就会出现大小和方向伪像。表现为频谱高峰部分被削顶，而被剔除的部分转移到频谱基线的另一方向显示。

消除方法：增大 PRF、移动基线位置、改用 CW。

③闪烁伪像：心脏搏动、呼吸幅度大、大血管搏动时，人体内组织界面与探头间产生多普勒频移，出现大片状杂乱的闪烁彩色伪像，误认为是管腔内真正的血流信号。

消除方法：嘱患者尽量平静呼吸，避免呼吸幅度过大，避免受心脏、大血管影响。

④衰减伪像：因血管位置深，组织衰减明显，致彩色血流信号充盈减少或不显示。

消除方法：通过减低超声探头频率以增加超声波穿透力，或调节聚焦等方式改变彩色血流信号的充盈程度。

⑤角度依赖伪像：当声束入射方向与血流方向垂直，$\cos\theta = 0$ 时，多普勒频移为 0，有血流通过的动脉管腔，不能接收到彩色血流信号。

消除方法：改变探头扫查方向，以改变声束与血流夹角。

⑥多普勒镜像伪像：多普勒基线两侧同时出现对称的多普勒频谱，在判断血流方向和测量动脉血流速度时会出现错误。

消除方法：微调多普勒声束与血管的夹角或降低多普勒增益。

● 颈动脉其他影像学检查方法

①数字减影血管造影（DSA）：评价颈动脉狭窄的"金标准"。

②增强磁共振造影血管成像（CE-MRA）：可完成自颈总动脉主干至上矢状窦或主动脉弓至 Willis 环的一次成像，有助于显示颈部多动脉病变，或多部位病变，分段突出显示各病变的细节。

③螺旋 CT 血管造影（SCTA）：可直观、立体地显示血管，结合多种成像技术及轴位图像对血管病变进行全面观察、分析，有利于术后患者随访。

● 对疑有颈动脉狭窄的患者，超声为一线检查方法，CTA 检查是一种很好的补充。如仍不能明确诊断，则进行二线检查，即 MRA 和 DSA。

● 颈动脉超声检查新技术

①组织谐波成像技术（NTHI）。

②能量多普勒超声（CDE）。

③灰阶血流成像技术。

④超声造影。

⑤三维超声。

二、椎动脉（图5-38）

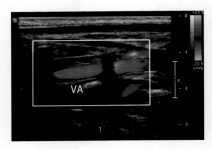

图 5-38　椎动脉

正常值（表5-9）

表 5-9　椎动脉测量正常参考值

	D（mm）	PSV（cm/s）	EDV（cm/s）	PI	RI
正常值	3.7 ± 0.45	52.1 ± 14.0	19.2 ± 5.8	0.97 ± 0.30	0.62 ± 0.05

注：D.椎动脉内径；PSV.收缩期峰值流速；EDV.舒张末期流速；RI.阻力指数（引自：唐杰，温朝阳.腹部和外周血管彩色多普勒诊断学）

频谱特征（图5-39）

● 可看似颈内动脉缩小版，因两者都直接供给低阻力的颅内血管床。

● 收缩期双峰，舒张期持续正向血流。

● 宽频带。

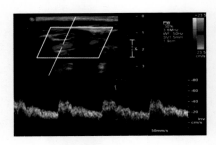

图 5-39　频谱特征

扫查方法

● 只采用纵切面扫查。

● 椎间段：在第3～5颈椎水平，首先通过正前后位获得良好的颈总动脉中段纵切面图像，然后稍稍向外侧摆动探头即可看到椎动脉。

● 起始段：检测到椎间段椎动脉后，沿椎动脉长轴向近心端追踪扫查，达锁骨上窝时，探头指向锁骨下动脉，即可显示椎动脉起始段长轴和锁骨下动脉短轴。

解剖知识复习

● 椎动脉是锁骨下动脉最大一分支。

● 椎动脉沿前斜角肌内缘上行，穿第6至第1颈椎横突孔，经枕骨大孔入颅后窝，在脑桥延髓交界处左、右汇合成一条基底动脉。

● 根据椎动脉位置和行程，将其分4段。

①椎前部：进入横突孔之前的部分。

②横突部：位于寰椎横突孔以下的椎动脉，该段全程行于横突孔内。

③寰椎部：从寰椎横突孔，向后内至颅前。

④颅内部：进入颅腔内的部分。

（超声较易显示①②部分，③④部分很难看到）

相关链接

● 椎动脉超声检查通常选用4.0～10.0MHz的线阵探头，对较肥胖者，可应用2.0～5.0MHz凸阵探头，以保证穿透力，还可明显增加显示范围。

● 大多数椎动脉有血流动力学意义的病变出现在起始部，故该段是多普勒超声重点检查部位。

● 1/3～1/2患者一侧椎动脉较粗，即一侧椎动脉优势，多见于左侧。可能与左侧起始部更接近主动脉弓有关。优势型椎动脉流速高，非优势型椎动脉阻力高，如图5-40。

● 椎动脉椎间段是评价椎动脉血流动力学指标的可靠管段。

①血管较平直。

②内径无明显变化。

③除椎静脉外无邻近血管。

④没有影响血流速度的大分支。

⑤较少受动脉粥样硬化疾病的侵犯。

● 因椎体横突的遮挡，超声只能显示椎间隙椎动脉纵断面，而彩色多普勒要求声束与血流夹角＜60°，这会使被遮挡的椎动脉不能显示彩色血流信号，为克服此种干扰，可将彩色多普勒取样框角度调整到相反方向，使被遮挡的椎动脉显示彩色血流信号，如图5-41。

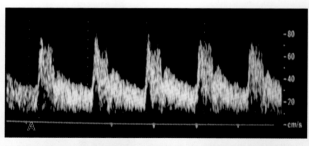

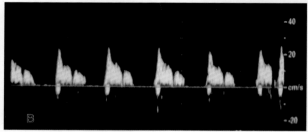

图5-40　椎动脉多普勒

A.左侧优势型椎动脉流速高，阻力低；B.右侧非优势型椎动脉流速低，阻力高

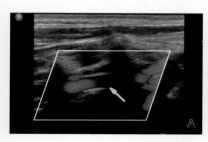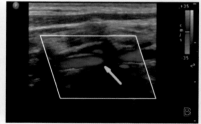

图5-41　颈椎横突对彩色多普勒血流成像的影响

A.调整前（箭头示）；B.调整后（箭头示）

● 椎动脉流速增高的原因

①优势型椎动脉。

②当颈内动脉、颈总动脉、锁骨下动脉或对侧椎动脉高度狭窄或闭塞时，椎动脉流速代偿性增加。

③椎动脉中段出现高速湍流波形（少见）。

a.来自颈椎的外部挤压（通常与头部或颈部位置的改变有关）。

b.动脉粥样硬化狭窄。

● 椎动脉流速降低的原因

①椎动脉近心段闭塞性病变。

②颅内椎动脉远段或基底动脉闭塞。

③双侧椎动脉发育不全。

④心排血量低。

三、颈内静脉（图5-42）

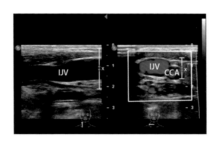

图5-42　颈内静脉

正常值

　　内径：12.8mm ± 0.40mm（成年男性）

　　　　　12.3mm ± 0.40mm（成年女性）

　　（引自：唐杰，温朝阳.腹部和外周血管彩色多普勒诊断学）

频谱特征

● 向心方向双峰型，近心端可呈三峰型，如图5-43。

心脏收缩期及舒张早、中期静脉→两个向心波峰；

舒张晚期右心房收缩，血液逆流出现反向血流→第三峰。

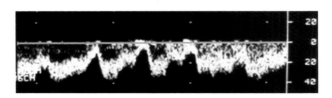

图5-43　颈内静脉频谱

● 仰卧位静息状态时，颈部静脉频谱受呼吸影响较大，如图5-44。

吸气时：胸腔压力↓，颈部静脉回流入心脏增加。

呼气时：胸腔压力↑，回流减少，深呼气时可致回心血流停止。

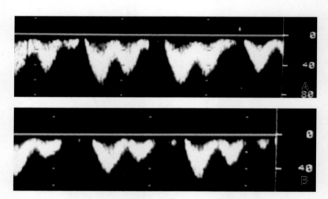

图5-44 仰卧位静息状态时颈部静脉频谱

A.吸气时正常颈内静脉频谱；B.呼气时正常颈内静脉频谱

扫查方法

● 患者平静休息3～5min，头部略仰，转向非检侧充分暴露颈部。

● 选用7.0～11.0MHz高频线阵探头。

● 探头轻置于胸锁乳突肌前缘，显示血管长轴，从颈内静脉近心端沿其血管走行向头侧移动，后沿血管走行做横切面扫查。

● 探头轻置，避免受检静脉受压。

解剖知识复习

● 颈静脉分深、浅静脉两个系统。

①深静脉：颈内静脉及其颅内、外属支。是颅内、外和面部组织器官静脉血回流的主要系统，汇入头臂静脉进入上腔静脉。

②浅静脉：颈外静脉及其属支。主要引流耳郭、枕部及颈前浅层静脉血，回流入锁骨下静脉。

● 颈内静脉为颈部最宽的静脉干，左右对称，平均宽度约13mm。

● 颈内静脉起初位于颈内动脉背侧，然后沿颈总动脉外侧走行于颈动脉鞘内，并向下前行至锁骨的胸骨端，在此与同侧锁骨下静脉汇合成头臂静脉，如图5-45。

● 颈内静脉体表投影：耳后乳突至胸锁关节内侧连线附近。

● 颈外静脉是颈部最大的浅静脉，在耳下方由下颌后静脉后支、耳后静脉、枕静脉汇合而成，沿胸锁乳突肌浅面下行，在锁骨上方穿深筋膜注入锁骨下静脉或静脉角。

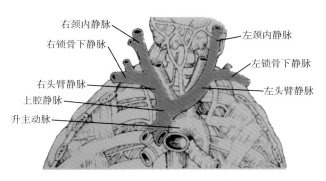

右颈内静脉

右锁骨下静脉

右头臂静脉

上腔静脉

升主动脉

左颈内静脉

左锁骨下静脉

左头臂静脉

图 5-45 颈内静脉解剖结构

相关链接

● 影响静脉回心血量和速度的因素

①体循环平均充盈压。

②心肌收缩和舒张。

③右心房压。

④体位和呼吸运动等。

● 心房压对颈静脉回流的影响

①心脏舒张期→房内压↓→中心静脉压↓→静脉回心血↑

②心脏收缩期→房内压↑→中心静脉压↑→静脉回心血↓

● 呼吸变化对颈静脉回流的影响

①吸气→胸腔扩张→胸膜腔负压↑→胸腔内大静脉和右心房扩张，压力↓→静脉回心血↑

②呼气→胸腔回缩→胸膜腔负压↓→胸腔内大静脉和右心房收缩，压力↑→静脉回心血↓

● 体位变化对颈静脉回流的影响

①直立位：血液重力促进颈静脉回流。

②仰卧位：头颈部静脉回流主要受呼吸影响。

● 颈内静脉和颈总动脉鉴别要点（表5-10）

表 5-10　颈内静脉和颈总动脉鉴别要点

	颈内静脉	颈总动脉
管腔	随呼吸变化，探头加压可闭合	不随呼吸变化，探头加压不闭合
管壁	薄，无内膜回声，一层清晰强回声带	厚，有内膜回声，呈两条平行带状回声
血流方向	流向近心端	流向远心端（头侧）
频谱特点	非搏动性血流	搏动性血流

第三节　上肢血管

一、上肢动脉

1. 锁骨下动脉（图 5-46）

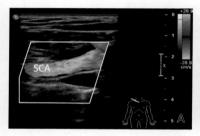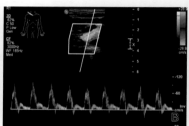

图 5-46　锁骨下动脉

A.标准切面；B.频谱多普勒图

2. 腋动脉（图 5-47）

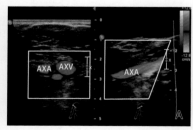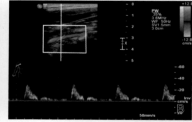

图 5-47　腋动脉

A.标准切面；B.频谱多普勒图

3．肱动脉（图 5-48）

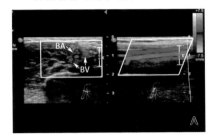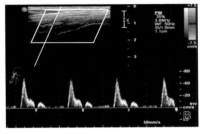

图 5-48 肱动脉

A.标准切面；B.频谱多普勒图

4．桡动脉（图 5-49）

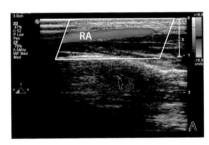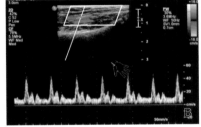

图 5-49 桡动脉

A.标准切面；B.频谱多普勒图

5．尺动脉（图 5-50）

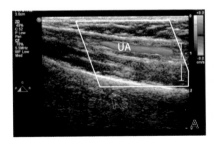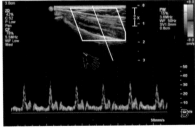

图 5-50 尺动脉

A.标准切面；B.频谱多普勒图

正常值（表5-11，表5-12）

表5-11   上肢动脉平均内径（mm）

上肢动脉	平均内径
锁骨下动脉	5.6（4.8 ~ 7.5）
腋动脉	4.6（3.9 ~ 6.1）
肱动脉	3.4（2.9 ~ 4.0）

表5-12   上肢动脉血流速度（cm/s）

	收缩期流速峰值	舒张期反向流速峰值
锁骨下动脉	66 ~ 131	30 ~ 50
腋动脉	54 ~ 125	25 ~ 45
肱动脉	53 ~ 109	20 ~ 40
桡动脉	38 ~ 67	~

（引自：唐杰，温朝阳.腹部和外周血管彩色多普勒诊断学）

频谱特征

● 收缩期主峰加速度高，上升支陡。

● 舒张早期形成谷切迹，可抵达零基线或形成短而尖小负谷。

● 舒张晚期低流速上升波。

● 频窗清晰。

扫查方法

● 通常采用5 ~ 10MHz线阵探头。

● 一般平卧位，被检肢体外展、外旋、掌心向上。

● 探头置于胸锁关节附近的锁骨上窝，探头朝向后下方显示锁骨下动脉内侧段；探头置于颈根部，在锁骨上、下方横切观察锁骨下动脉中远段。

● 右锁骨下动脉起始段显示不清时，可选择低频凸阵探头。

● 左侧锁骨下动脉起始段位置较深，将腔内探头置于锁骨上窝及胸骨上窝，沿锁骨下动脉走行探查，可提高左锁骨下动脉起始段显示率。

● 腋动脉可从肩部前方或经腋窝扫描，其为锁骨下动脉的直接延续。

● 腋动脉下行至上臂为肱动脉。肱动脉上段可从上臂内侧显示，其远心段可从肘窝及前臂上段的前方显示。

● 肱动脉在前臂上段分叉后成为桡动脉、尺动脉。桡动脉和尺动脉在腕部很表浅，易显示，必要时可从腕部逆向扫描至其起始段。

解剖知识复习

● 上肢动脉解剖示意图（图5-51）。

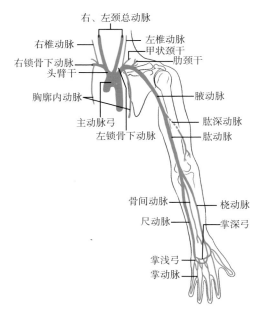

图5-51　上肢动脉解剖结构

● 左、右侧锁骨下动脉分别起于主动脉弓和头臂干。

● 锁骨下动脉在颈部的主要分支：椎动脉、胸廓内动脉（内乳动脉）、甲状颈干。

● 锁骨下动脉穿过锁骨和第一肋之间的间隙成为腋动脉。

● 腋动脉在越过大圆肌外下缘后成为肱动脉。其主要分支为肱深动脉。

● 肱动脉在肘部分为桡动脉和尺动脉。

①桡动脉：走行于前臂外侧至腕部，与掌深弓连接。

②尺动脉：走行于前臂内侧至腕部，与掌浅弓连接。

● 上肢动脉的解剖变异（表5-13）。

表 5-13　上肢动脉解剖变异

变异动脉	解剖变异
肱动脉	高位分叉
桡动脉	发自腋动脉
尺动脉	发自腋动脉

● 上肢动脉的主要侧支循环（表 5-14）。

表 5-14　上肢动脉侧支循环

病变动脉	正常的远端动脉	侧支循环动脉
远端锁骨下动脉或近端腋动脉	远端腋动脉	旋肱动脉
肱动脉	远端肱动脉或近端桡动脉和尺动脉	肱深动脉至通畅的桡动脉和尺动脉
桡动脉和尺动脉	远端桡动脉和尺动脉	骨间动脉至通畅的远端桡动脉和尺动脉

相关链接

● 正常肢体动脉彩色多普勒特征

①腔内可见充盈良好的色彩，通常为红色和蓝色。

②直行的动脉段内血流呈层流，管腔中央流速较快，色彩浅亮；边缘流速较慢，色彩较暗。

③腔内血流具有搏动性，显示红蓝相间的血流变化。红色→收缩期前进血流，蓝色→舒张期短暂反流。

④正常动脉呈弧形时，近动脉外侧壁（弧形较大一侧）管腔内流速较快；近动脉内侧壁（弧形较小一侧）管腔内流速较慢。

⑤动脉分叉部位，分支动脉的起始部近管壁处可出现反向血流。

● 肢体动脉循环属高阻循环系统，典型脉冲多普勒频谱为三相型。老年人或心脏排血功能较差者，可呈双向型甚至单向型。肢体运动、感染或温度升高时，血管扩张，外周阻力下降，舒张早期反向血流消失，频谱呈双相型。有时腕部正常尺动脉、桡动脉频谱也可呈双相型。

● 肢体动脉的血流速度从近端到远端逐渐下降。

● 正常人群中上肢动脉走行有 1.2% 变异。

● 锁骨下动脉超声检查以 5MHz 线阵探头为宜。扫描其近心端时，可采用5～7MHz或普通2～5MHz凸阵探头，因其弧状外形受锁骨影响较小，显示效果好。

● 超声检查锁骨下动脉时，常可发现一侧肩胛区出现两条锁骨下动脉，原因如下。锁骨下动脉段走行与体表平行，声束血流夹角较大，该动脉邻近又有大的强反射界面——肺胸膜，从而形成"镜面伪像"。

● 锁骨下动脉粥样硬化斑块及狭窄多发生于起始段，左侧多见，其原因如下。

①双侧锁骨下动脉起始段血流动力学变化大，有内皮细胞受损的解剖学及血流动力学基础。

②左侧锁骨下动脉直接发自主动脉弓，起始段角度锐利，管壁受近心大动脉高速血流冲击，血管剪切力大。

● 起自锁骨下动脉的胸廓内动脉，常用于冠状动脉旁路移植术。

正常值：

长约20cm。

平均直径0.3cm。

收缩期流速50～80cm/s。

舒张期流速10～25cm/s（左侧较右侧略高）。

二、上肢静脉

1. 锁骨下静脉（图5-52）

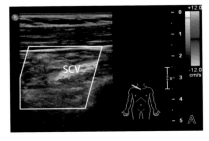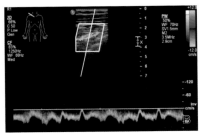

图5-52　锁骨下静脉

A.标准切面；B.频谱多普勒图

2.腋静脉（图 5-53）

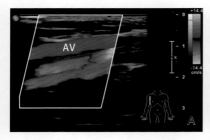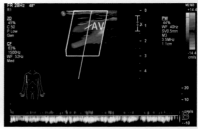

图 5-53 腋静脉

A.标准切面；B.频谱多普勒图

3.肱静脉（图 5-54）

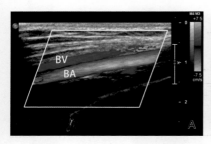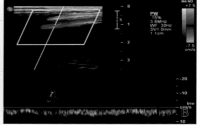

图 5-54 肱静脉

A.标准切面；B.频谱多普勒图

4.桡静脉（图 5-55）

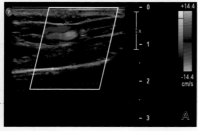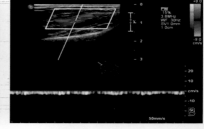

图 5-55 桡静脉

A.标准切面；B.频谱多普勒图

5.尺静脉（图5-56）

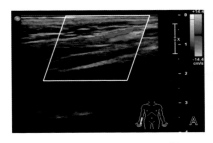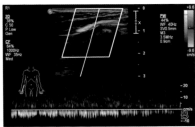

图5-56 尺静脉

A.标准切面；B.频谱多普勒图

频谱特征

● 自发性：受检者肢体处于休息或活动状态时，大、中静脉内存在血流信号，小静脉内可缺乏自发血流信号。

● 期相性：正常四肢静脉血流速度和血流量随呼吸运动而发生变化。

● 乏氏反应：深吸气后憋气，四肢大静脉或中等静脉内径明显增宽，血流信号减少、短暂消失甚至出现短暂反流。

● 挤压远端肢体时血流信号增强：肢体静脉突然受压，使静脉回心血流量和流速增加。

● 单向回心血流。

扫查方法

● 超声频率5～15MHz。

● 间断加压静脉：肢体静脉超声检查的基本方法。短轴切面，用探头按压静脉，静脉被压瘪；放松探头，沿静脉移动探头2～3cm，再次按压。沿静脉全程重复此操作。

● 腋静脉和肱静脉：主要应用短轴显示和间断按压法，辅以长轴彩色多普勒血流检查，注意同时检查两条肱静脉。

● 贵要静脉：找到贵要静脉和肱静脉汇合处，应用短轴按压法追踪贵要静脉直至肘部。

● 头静脉：找到前臂头静脉，应用短轴显像和短轴按压法，辅以长轴彩色多普勒显示其与锁骨下静脉汇合处。

● 前臂静脉：采用短轴间断按压法追踪桡静脉、尺静脉、贵要静脉、头静脉直至腕部。

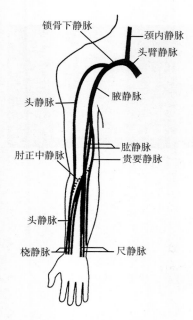

锁骨下静脉

颈内静脉

头臂静脉

腋静脉

头静脉

肱静脉

贵要静脉

肘正中静脉

头静脉

桡静脉

尺静脉

图5-57 上肢静脉

解剖知识复习

● 上肢静脉可分为深、浅两类，如图5-57。

①深静脉：多走行于深筋膜深面并与同名动脉伴行。包括桡静脉、尺静脉、肱静脉、腋静脉。

②浅静脉：走行于皮下组织内，又称皮下静脉，无动脉伴行而有其特殊的行径和名称。包括头静脉、贵要静脉、肘正中静脉、前臂正中静脉。

● 深浅静脉间常通过穿静脉相互交通。

● 深、浅静脉都有静脉瓣，深静脉瓣更为丰富。

● 上肢静脉的近心端至远心端，静脉瓣分布的密度增大。

相关链接

● 四肢静脉管壁薄，易被探头压瘪，故静脉内径不作常规测量。

● 上肢深静脉与同名动脉伴行，常以伴行的同名动脉作为静脉寻找和鉴别的标志。如静脉旁无动脉显示，可能探及到的是侧支静脉。

● 上肢静脉成对很常见，可见于锁骨下静脉、肱静脉、尺静脉、桡静脉。

● 部分上肢静脉位置表浅，探头轻压为宜。

● 静脉管腔扩张不能作为独立指标诊断静脉血栓，如下。

①上臂和大腿主要静脉管径比相伴动脉大。

②充血性心力衰竭、近心端静脉梗阻、静脉反流时，由于逆向压力增大，静脉管腔可增大。

③小腿比目鱼肌静脉和腓肠肌静脉正常情况下管腔也较大。

● 静脉管腔小可能由既往血栓形成引起，但管腔小不能作为独立指标诊断静脉异常，如下。

①患者处于脱水状态或严重血管收缩，静脉管腔可小于正常。

②小腿和前臂的成对静脉可很细，无任何原因。

第四节 下肢血管

一、下肢动脉

1. 股总动脉（图 5-58）

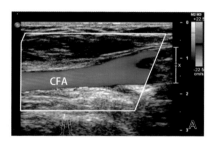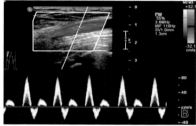

图 5-58 股总动脉

A.标准切面；B.频谱多普勒图

2. 股浅动脉（图 5-59）

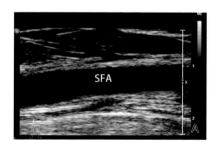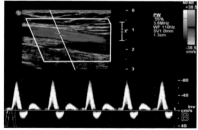

图 5-59 股浅动脉

A.标准切面；B.频谱多普勒图

3. 腘动脉（图 5-60）

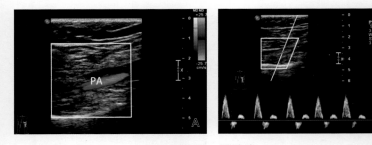

图 5-60 腘动脉

A. 标准切面；B. 频谱多普勒图

4. 胫前动脉（图 5-61）

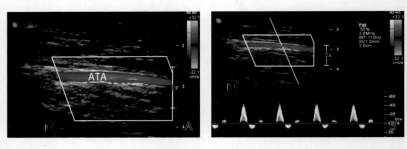

图 5-61 胫前动脉

A. 标准切面；B. 频谱多普勒图

5. 胫后动脉（图 5-62）

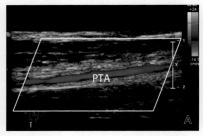
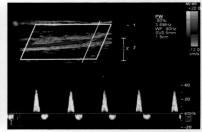

图 5-62 胫后动脉

A. 标准切面；B. 频谱多普勒图

6. 足背动脉（图 5-63）

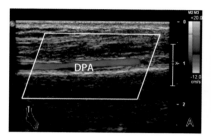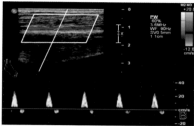

图 5-63 足背动脉
A. 标准切面；B. 频谱多普勒图

正常值（表5-15，表5-16）

表 5-15 下肢动脉各段内径测量参考值

下肢动脉	正常值（$\bar{x} \pm s$，mm）
股总动脉	8.2 ± 1.4
股浅动脉上段	6.0 ± 1.2
股浅动脉远心段	5.4 ± 1.1
腘动脉	5.2 ± 1.1

表 5-16 下肢动脉各段血流速度测量参考值（cm/s）

	收缩期流速峰值	舒张期反向流速峰值
股总动脉	90 ～ 140	30 ～ 50
股浅动脉	70 ～ 110	25 ～ 45
腘动脉	50 ～ 80	20 ～ 40

（引自：唐杰，温朝阳. 腹部和外周血管彩色多普勒诊断学）

频谱特征

- 收缩期快速上升正向尖峰曲线。
- 舒张早期快速下降反向曲线。
- 舒张晚期低速前向小波。
- 频带较窄，频窗清晰。

扫查方法

● 通常采用5～7MHz线阵探头；股浅动脉远段和胫腓干可用3～5MHz凸阵探头；胫前动脉远段和足背动脉可用7～10MHz线阵探头。

● 一般采用平卧位，备检肢体略外展、外旋，膝关节略弯曲，即"蛙腿位"，扫描股总动脉、股浅动脉、腘动脉、胫前动脉起始部、胫后动脉及腓动脉。

● 备检肢体伸直，必要时略内旋，从小腿前外侧扫查胫前动脉或从小腿后外侧扫查腓动脉。

● 胫后动脉、腓动脉显示困难时，可采用彩色和能量多普勒观察。

● 股浅动脉远段和腘动脉有数条大分支发出，采用彩色和能量多普勒较易显示。

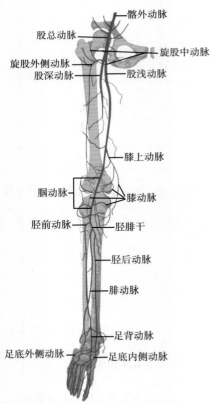

髂外动脉
股总动脉
旋股外侧动脉
股深动脉
旋股中动脉
股浅动脉
膝上动脉
腘动脉
膝动脉
胫前动脉
胫腓干
胫后动脉
腓动脉
足背动脉
足底外侧动脉
足底内侧动脉

图5-64 下肢动脉解剖结构

解剖知识复习

● 下肢动脉解剖见图5-64。

● 股总动脉：在腹股沟韧带水平续于髂外动脉，在腹股沟分叉成股深、股浅动脉。

● 股深动脉：位于股浅动脉外侧，较股浅动脉为深，其分支为大腿肌肉供血。

● 股浅动脉：走行于大腿内侧，向下走行进入腘窝成为腘动脉，其在大腿段无重要分支。

● 腘动脉：经膝关节后方下行，发出四支动脉：膝上内动脉、膝上外动脉、膝下内动脉、膝下外动脉。

● 胫前动脉：在膝下从腘动脉分出，向前外穿过骨间膜后沿小腿前外侧下行至足背成为足背动脉。

● 胫腓干：腘动脉分出胫前动脉后成为胫腓干。其分叉为胫后动脉和腓动脉。

● 下肢动脉解剖变异见表5-17。

表5-17 下肢动脉解剖变异

动脉	解剖变异
股总动脉分叉	高位分叉
股深动脉	上段走行于股浅动脉内后方
胫前动脉	在膝关节或膝关节以上水平从腘动脉发出
腓动脉	发自胫前动脉

● 下肢动脉主要侧支循环见表5-18。

表5-18 下肢动脉侧支循环

病变动脉	正常远端动脉	侧支循环动脉
股总动脉	股动脉分叉	盆腔动脉经旋股动脉至股深动脉，股深动脉逆向血流向股浅动脉供血
股浅动脉	腘动脉	股深动脉及其分支经膝上动脉向膝上腘动脉供血，或股深动脉及其分支经膝下动脉向膝下腘动脉供血
腘动脉	远端腘动脉	膝上动脉和膝下动脉向远端腘动脉供血
近端胫动脉	远端胫动脉	小腿可存在多处侧支循环，但一般不能向远端提供足够血供

相关链接

● 当动脉处于较深部位或动脉口径较小时，其管腔和管壁结构分辨率受限，此时利用彩色多普勒显示血管甚为重要。

● 采集下肢动脉频谱，可在以下标准部位采集。

①髂总、髂内及髂外动脉。

②股总动脉、股深动脉。

③股浅动脉近、中、远段。

④腘动脉。

⑤胫、腓动脉起始部及踝水平。

● 下肢动脉反向血流成分系下肢动脉循环阻力相对较高所致，以下原因可使其发生变化。

①正常肢体反应性充血或温度升高时，反向血流可消失。

②严重阻塞性病变远段，反向血流可消失。

● 胫前动脉、胫后动脉、腓动脉的远心段较为表浅，较其上段易显示，必要时可从其远端开始扫查，逐渐向上直至腘动脉。

二、下肢静脉

1. 股总静脉（图5-65）

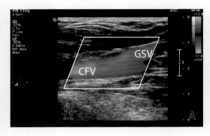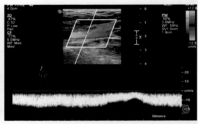

图5-65　股总静脉

A.标准切面；B.频谱多普勒图

2. 股浅静脉（图5-66）

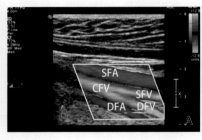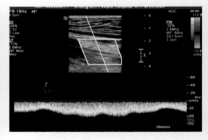

图5-66　股浅静脉

A.标准切面；B.频谱多普勒图

3. 腘静脉（图5-67）

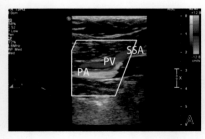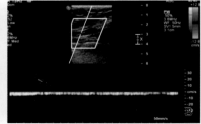

图5-67　腘静脉

A.标准切面；B.频谱多普勒图

4.大隐静脉（图5-68）

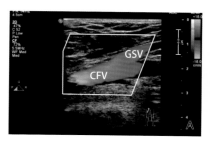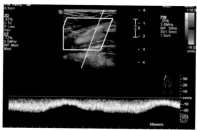

图5-68　大隐静脉

A.标准切面；B.频谱多普勒图

频谱特征

● 同上肢静脉。

扫查方法

● 一般使用5~7MHz线阵探头；肢体粗大或位置较深静脉使用3.5MHz凸阵探头；浅表静脉可使用10MHz以上探头。

● 站立位、卧位（头高足低）或坐位扫查。

● 髂静脉：于腹股沟处显示髂外静脉，用长轴向头侧追踪，探查髂静脉分叉处。

● 股静脉：于髂外静脉向远心端追踪至股总静脉，注意观察大隐静脉汇入处，应用短轴切面间断按压法探查股静脉可压缩性，至内收肌管（该段位置较深，必要时应用3.5MHz凸阵探头）。

● 腘静脉：自股浅静脉向远心端探查腘静脉，直至胫静脉干。

● 小腿静脉：短轴按压和长轴彩色多普勒相结合，全程检查胫、腓静脉、腓肠肌和比目鱼肌静脉。

● 大隐静脉：应用长轴切面观察大隐静脉近段是否通畅，应用短轴按压法检查相应范围的大隐静脉。

解剖知识复习

● 下肢静脉解剖示意图，如图5-69。

● 下肢静脉 { 深静脉 浅静脉 穿静脉

● 下肢深静脉

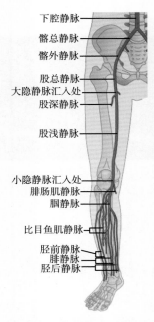

图 5-69　下肢静脉解剖结构

股沟，汇入股静脉，如图 5-70。

②小隐静脉：有 7～8 对瓣膜。起于足背静脉网，经外踝后方沿小腿后方上行，达腘窝并注入腘静脉，如图 5-70。

● 穿静脉：沟通深、浅静脉的一组静脉，如图 5-71。

● 下肢静脉瓣的分布较上肢静脉密集，因下肢静脉回流需克服较大的地心引力。大隐静脉有 10～20 对静脉瓣，小隐静脉有 7～8 对静脉瓣。

相关链接

● 大隐静脉常作为冠状动脉和外周动脉重建的取材血管。

● 正常大隐静脉可以被取出而没

①小腿深静脉：由胫前静脉、胫后静脉、腓静脉、胫腓静脉干构成，常成对并与同名动脉伴行，小腿肌肉间静脉属深静脉系统，引流小腿肌肉静脉血。

②腘静脉：胫腓静脉干和胫前静脉在小腿近端或腘窝的下部、腘肌的下缘汇合成腘静脉，通过腘窝向上行至大收肌腱裂孔处续于股静脉。腘静脉接受小隐静脉的汇入。

③股静脉：由股浅静脉、股深静脉、股总静脉构成。

a.股浅静脉为腘静脉的延续。

b.股深静脉由伴随穿动脉的相应静脉属支汇合而成。

c.股总静脉在大腿上部由股浅静脉、股深静脉汇合而成。

● 下肢浅静脉

①大隐静脉：全身最长浅静脉，长约 76cm，有 10～20 对静脉瓣。起于足背静脉网，沿腿内侧上行，延续至腹

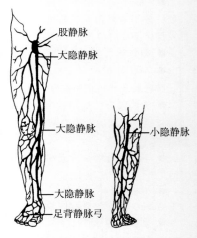

图 5-70　下肢浅静脉

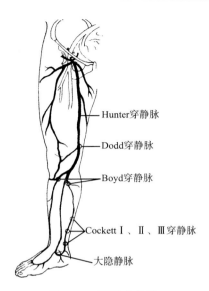

图5-71 下肢穿静脉

Cockett Ⅰ、Ⅱ、Ⅲ穿静脉分别位于内踝后方、内踝上方7～9cm、内踝上方10～12cm处，连接大隐静脉的属支后侧弓静脉和胫后静脉；

Boyd穿静脉位于膝关节下方，连接大隐静脉和腘静脉；

Dodd穿静脉和Hunter穿静脉位于大腿远心段，连接大隐静脉和腘静脉、股浅静脉

有不良反应，因为它只引流浅静脉，且功能可被侧支循环代偿。

● 大隐静脉位于肌筋膜浅侧（肌肉和皮下脂肪之间），其旁显示两个筋膜层面。如静脉位于皮下，表面无筋膜覆盖，则可能不是大隐静脉，而是皮下静脉分支或侧支血管。

● 穿静脉功能：将浅静脉系统的血液向深静脉引流，其静脉瓣使静脉血保持从浅静脉至深静脉方向地流动。

● 穿静脉瓣功能不全可致静脉血从深静脉向浅静脉逆流，引起踝部肿胀，浅静脉曲张，皮肤色素沉着、增厚和慢性静脉溃疡等。

● 单侧下肢约有60支穿静脉。

● Valsalva试验，即深吸气后屏气。正常Valsalva试验后四肢大、中静脉内径明显增宽，血流信号减少、短暂消失甚至出现短暂反流。该重要反应说明从检查部位到胸腔静脉管腔通畅。

● 体位和运动对下肢静脉的影响大于上肢静脉。

①直立时，下肢静脉远心端静脉压明显↑→血管壁压力↑→血管扩张→大量静脉血流淤积→回心血量↓→心排血量↓。

②行走时，下肢骨骼肌收缩→挤压静脉，推动血液回流→心排血量↑。

● 呼吸变化对下肢静脉回流量的影响。

①吸气→膈肌下降→腹内压↑→下腔静脉受压→下肢外周静脉与腹部静脉间压力阶差↓→下肢静脉血液回流↓→血流速度↓。

②呼气→下肢静脉血液回流↑→血流速度↑。

第五节　乳　腺

乳腺正常声像图（图5-72）。

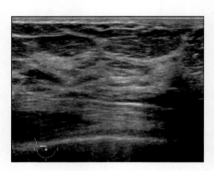

图5-72　正常乳腺

正常值

皮肤层厚2～3mm。

乳腺腺体层厚1.0～1.5cm（老年人可萎缩至0.5cm）。

扫查方法

● 常用7.5～12MHz探头。5MHz探头对于乳腺较大占位、硅胶充填物等可较好显示全貌。

● 常取仰卧位，双臂上举或外展，充分暴露乳腺及腋窝。乳房松弛、乳房较大、病变位于外侧者可取侧卧位。

● 扫查方法

①纵切法：从腋中线或腋前线腋尾区至胸骨旁，沿乳房依次纵切扫查。

②横切法：从乳房上象限外周部分，至乳房下皱褶，沿乳房依次横切

扫查。

　　③放射状扫查法：沿乳晕连续做放射状切面，可较好显示导管。

　　④旋转扫查法：当发现可疑异常时，沿所查部位做旋转扫查，可判断有无病变，鉴别脂肪和结节，观察肿块形态和对周围组织的压迫、浸润情况。

　　⑤斜切扫查：主要用于检查乳头和乳头后方病变。

解剖知识复习

● 该切面重要解剖结构见图5-73。

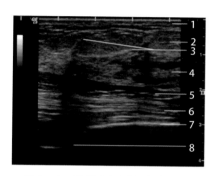

图5-73　乳腺切面重要解剖结构

1.皮肤；2.脂肪层；3.Cooper韧带；4.腺体层；5.腺体后脂肪层（有无、多少因人而异）；6.胸大肌；7.肋骨；8.肺表面

● 乳房腺体结构见图5-74。

①10～15个腺泡组成小叶。

②若干小叶组成腺叶。

③15～20个腺叶组成腺体。

● 每个腺叶有一根导管，向乳头方向行走，在接近乳头部形成膨大的输乳管窦。

● 库柏韧带（Cooper韧带）：乳腺腺叶之间由结缔组织加以分隔，这些结缔组织束称为Cooper韧带。其一端连于皮肤和浅筋膜浅层，另一端连于胸壁浅筋膜深层，对乳房的支持与固定起重要作用。乳腺癌累及Cooper韧带致其缩短，肿瘤表面皮肤凹陷，呈"酒窝"征。

● 筋膜：遍布全身各处，可分浅筋膜与深筋膜两种。

①浅筋膜：又称皮下筋膜，位于真皮之下，由疏松结缔组织构成，内富有脂肪，还有浅动脉、皮下静脉、皮神经及淋巴管，有些局部还可有乳腺和皮肌。

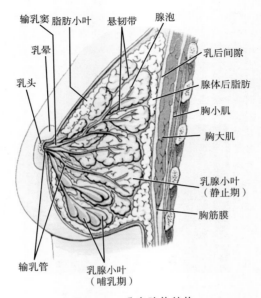

输乳窦　脂肪小叶　悬韧带　腺泡

乳晕

乳头

乳后间隙

腺体后脂肪

胸小肌

胸大肌

乳腺小叶
（静止期）

胸筋膜

输乳管

乳腺小叶
（哺乳期）

图 5-74　乳房腺体结构

②深筋膜：又称固有筋膜，位于浅筋膜深面，由致密结缔组织构成，包被体壁、四肢的肌肉和肌群，以及血管神经等。

● 乳腺是变形的汗腺，无特有包囊和鞘。除在孕期乳腺增大和有新的腺组织形成时，乳房的圆形轮廓和主要内容物是脂肪。

● 乳房淋巴回流

①腋下淋巴结→锁骨下淋巴结 →锁骨上淋巴结。

②胸骨旁淋巴结（上3肋间）→锁骨上淋巴结。

③皮下交通支→对侧腋下淋巴结。

④深部淋巴网→肝。

● 乳房血液供应：胸廓内动脉、胸廓动脉、肋间动脉。

相关链接

● 乳腺厚度测量：经乳腺腺体最厚处的纵、横断面（常于外上象限）。

● 乳腺主导管宽度测量：于乳头下方主导管长轴切面测量。

● 正常乳腺腺体内血流信号稀少，可见稀疏点状或节段性细条状红、蓝血流，有时取样框内见不到血流信号。

● 不要使乳房随探头的滑行而移动，以免影响乳腺的全部观察，造成遗漏病变，检查者可用另一只手在探头对面推压固定，使图像显示更佳。

● 检查时灵活掌握探头对乳腺的加压程度。通过探头加压-放松的方法，可动态观察肿物受压后形态改变及活动度等。

● 部分女性皮下脂肪呈条状或团块状深入腺体内，腺体内可见到局限性脂肪团，其不与皮下脂肪层相连通时，应注意与肿瘤相鉴别。

● 仔细观察Cooper韧带走行，有时可通过韧带走行的中断来识别微小肿瘤。

● 乳腺病变的超声定位

①解剖层次定位：多数乳房病变来自腺体层，少数来自皮肤、皮下脂肪层或胸壁。超声解剖层次定位，对于病变性质的判定及临床治疗方案的制定有重要意义。

②象限定位法：以乳头为中心，经过乳头水平线与垂直线将乳房分为外上、外下、内上、内下4个象限。

③时钟定位法：以乳头为中心，以12时制钟点和病变距乳头的距离描述病灶的位置。

④乳房内、中、外带：以乳头为中心。

内带：直径3.0cm范围内。

中带：3.0～6.0cm。

外带：＞6.0cm。

● 女性在不同生理时期乳房的生理变化

①青春期：在雌激素作用下，乳腺导管及间质增生，导管扩张分支增加，最终形成小叶。

②性成熟期：乳腺随月经周期的变化而改变，可分为增殖期、分泌期、月经期。

③妊娠期：导管扩张延长并分支，腺泡增生。

④哺乳期：腺泡高度发达，分泌乳汁。

⑤老年期：雌激素分泌减少，腺体萎缩，脂肪相对增多。

● 不同生理时期乳腺超声表现

①青春期和青年未生育期：主要结构为腺体层，脂肪层菲薄，Cooper韧带不易显示。中央区腺体表现为粗大的强弱相间，外带表现为相对细密的强弱相间。

②已生育期：腺体回声增强，强弱相间，各象限分布均匀。

③妊娠期和哺乳期：腺体层明显增厚，哺乳期可见导管扩张，壁薄而光滑，腔内无回声。乳腺血管增多、增粗，血流速度加快。

④绝经期及老年期：皮下脂肪明显增厚，腺体层萎缩变薄，回声致密增强。

● 男性乳腺：只含少量乳腺导管，不含腺泡，在生理上始终处于不发育状态。正常厚度＜3mm。

● 副乳：最常见的先天性乳腺畸形之一，为胚胎期乳腺始基未退化或退化不全所致。以女性为多。常发生于正常乳腺附近，腋窝多见。超声表现如下。

①腋窝区见较薄的腺体回声，与正常乳腺类似。

②有单独的导管，成放射状分布，汇合后开口于乳头。一般输乳管很窄，超声不可见。

③哺乳期导管扩张时，内可见乳汁。

● 乳房再造

①方法

a.自体再造：由腹部或背部移植自身肌肉和皮肤。

b.假体：单囊→充满硅凝胶。

双囊→内囊为硅凝胶，外囊为盐水。

盐水囊→充满盐水。

②超声所见

假体：圆形无回声，周边强回声包膜。

位置：胸大肌或乳腺组织深方。

③常见病变

假体破裂：假体变形。

包膜周围纤维化：包膜回声增强、增厚。

● 乳腺不同影像学检查方法有不同的临床价值。

①超声

优点：

a.可清晰显示乳腺内各层结构。

b.可明确区分囊性、实性肿块。

c.具有实时性，可动态观察病灶的弹性、活动性并观察其血流情况。

d.对临床未触及或X线未发现的病灶进行确认并可行超声引导下活检及术前定位。

e.可显示腋窝淋巴结。

f.有助于评估致密型乳腺及置入乳腺假体后的可疑病变。

g.对纤维腺瘤有较为特征性表现。

h.无辐射性。

缺点：

a.诊断准确性很大程度上取决于所使用的设备及检查医师的个人经验。

b.微小钙化检出敏感性不如X线。

c.对较小病变，超声常不易显示或不能可靠区分良、恶性。

②钼靶X线摄影

优点：

a.主要用于乳腺的普查、乳腺癌的早期发现和早期诊断。

b.操作简单，诊断准确，特别对乳腺内钙化尤其是微小钙化的检出率很高。

缺点：

a.5% ～ 15%乳腺癌由于各种原因呈假阴性改变。

b.良、恶性病变的鉴别诊断有较大局限性。

③MRI（磁共振成像，乳腺X线检查的重要补充方法）

优点：

a.软组织分辨力极高，对发现乳腺病变具有较高的敏感性。

b.MRI三维成像使病灶定位准确、显示直观，对胸壁侵犯的观察及对腋窝、胸骨后、纵隔淋巴结转移的显示较敏感，可为乳腺癌准确分期和临床制定治疗方案提供可靠依据。

c.动态增强有助于良、恶性疾病的鉴别；双侧乳腺同时成像；无辐射性。

缺点：

a.对微小钙化不敏感。

b.良、恶性病变的MRI表现存在一定的重叠，特别是对部分导管内癌和新生血管少的肿瘤的检出仍存在困难。

④CT：乳腺X线和超声检查的补充检查手段

优点：

a.对观察致密型乳腺内的病灶、发现胸壁异常改变、检出乳腺尾部病变及腋窝和内乳淋巴结肿大等优于X线。

b.CT可通过增强扫描评估病变的血供情况。

缺点：

a.CT平扫鉴别囊、实性病变的准确性不如超声。

b.显示微小钙化特别是数目较少的钙化不及X线。

c.对良、恶性病变的鉴别诊断无特殊价值。

d.射线剂量比X线摄影大。

● 乳腺X线摄影及超声检查相结合被认为是乳腺影像学检查的最佳组合。MRI和CT检查因各自的成像优势，可成为X线和超声检查的重要补充手段。

● 近年来，乳腺超声弹性成像技术逐步在临床开展，趋于成熟。

1. 压迫性弹性成像（助力式弹性成像）

①基本原理：探头纵向加压组织，分别采集组织压迫前、后的信号，利用自相关技术对信号进行分析，得到组织内部应变分布（硬度＝压强/形变）。以彩色信号反映病灶硬度情况。

②应用于乳腺检查的理论基础：乳腺肿物在不同发展阶段硬度不同；恶性病灶的硬度大于良性病灶。

③评分标准：彩色编码以从红色至蓝色的变化来表示组织硬度由软至硬的变化，并以 1～5 分来评分（表 5-19）。

表 5-19　弹性成像评分标准及超声表现

评分	弹性评分标准	弹性成像表现
1 分	病变区明显变形	病变区整体为绿色
2 分	病变区部分扭曲变形	病变区蓝绿相间，绿色为主
3 分	病变区边缘扭曲变形	病变区以蓝色为主，周边见部分绿色
4 分	整个病变区没有明显变形	病变区整体为蓝色
5 分	病变区及其周边没有明显变形	病变区整体为蓝色，且蓝色范围超出二维病灶范围

注：弹性 1～3 分作为乳腺良性病变的表现；弹性 4～5 分被认为是恶性病变的表现

2. 剪切波弹性成像（SWE）

①基本原理：发射推进脉冲到组织或器官内的指定位置，使组织局部产生微小形变，应用敏感探测技术检测到因组织形变产生的横向剪切波传导速度，该速度反映出被检测组织或器官的硬度。

②方法：进行剪切波弹性成像检查，记录定性参数和定量参数。

a. 定性参数：包括肿块的同质性和异质性。在 SWE 图中，若肿块内和肿块外均为蓝色区域则为同质性，若有其他颜色出现则为异质性。

b. 定量参数：肿块最大直径。同质肿块其 SWE 大小与灰阶超声图中大小一致，异质肿块则在 SWE 图中将整个异质成分包括进去。

③观察内容：可直接显示出组织弹性的最大值、平均值和最小值。

④弹性值从大到小的顺序依次为：浸润性导管癌＞腺病＞腺病伴纤维腺

瘤形成或导管内乳头状瘤＞纤维腺瘤＞腺体＞脂肪。

⑤有研究表明：乳腺恶性病变的平均弹性值为（146.6±40.05）kPa，良性病变弹性值为（45.0±41.1）kPa。复杂囊肿区别于实性病变，因液体为非弹性体，其弹性值为0kPa。

附5A：2013版BI-RADS分类评估及处理意见

附表5A-1　2013版BI-RADS分类评估及处理意见

分级	标准	处理	恶性概率
0级	未完成评价	需另外影像评估	N/A（不适用）
1级	未见异常	常规筛查	恶性可能性基本上为0%
2级	良性	常规筛查	恶性可能性基本上为0%
3级	良性可能	短期（6个月）随访或连续监测	<2%恶性可能性
4级	可疑恶性	组织活检	2% ~ 95%恶性可能性
4A	低度可疑恶性		>2% ~ 10%恶性可能性
4B	中度可疑恶性		>10% ~ 50%恶性可能性
4C	高度可疑恶性		>50% ~ <95%恶性可能性
5级	高度提示为恶性	组织活检	>95%恶性可能
6级	活检已证实恶性	外科切除（临床适合时）	N/A（不适用）

第六节　甲状腺

1.甲状腺（左叶）长轴切面（图5-75）

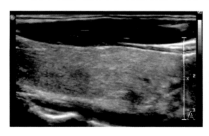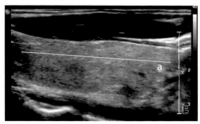

图5-75　甲状腺长轴切面（左叶）

A.标准切面；B.长径测量方法

2.甲状腺（右叶）横切面（图5-76）

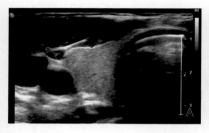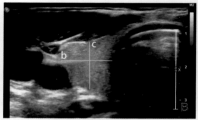

图5-76　甲状腺横切面（右叶）

A.标准切面；B.宽径、厚径测量方法

正常值

　　甲状腺：长（a）：4～6cm
　　　　　　宽（b）：2～2.5cm
　　　　　　厚（c）：1.5～2.0cm
　　峡部：厚度＜0.3cm
　　甲状腺上动脉：内径＜0.2cm
　　　　　　　　　PSV：20～40cm/s
　　　　　　　　　RI：0.5～0.6

扫查方法

　　● 7～12MHz高频线阵探头。肥胖、短颈或甲状腺位于胸骨后、锁骨后患者，可采用5MHz探头。

　　● 探头置于颈前部气管旁，在甲状软骨和胸骨上窝之间从上到下进行横切扫查，确定甲状腺位置。将探头转动90°，从外上至内下纵切观察甲状腺两侧叶情况。

　　● 纵切面测量长径，横切面测量左右径、前后径、峡部厚度。

　　● 测量方法

　　①上下径：左、右侧叶最大矢状切面，从甲状腺腺体最上缘至最下缘。

　　②左右径：左、右侧叶最大横切面，选左右径最宽处测量。

　　③前后径：左、右侧叶最大横切面，选前后径最大处测量。

　　④峡部厚度：峡部最厚处横切面，在气管前方峡部正中处测量。

　　● 必要时，可结合患者吞咽动作，估计甲状腺的锁骨下部或纵隔上甲状腺。

解剖知识复习

● 该切面重要解剖结构见图 5-77。

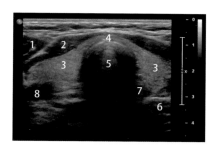

图 5-77　甲状腺横切面重要解剖结构

1.胸锁乳突肌；2.颈前肌群；3.甲状腺左、右叶；4.甲状腺峡部；5.气管；6.颈长肌；7.食管；8.颈总动脉

● 甲状腺位于约第 5 颈椎和第 1 胸椎水平，分左右两叶，紧抱于喉和气管的前面和侧面，与甲状软骨、环状软骨间有韧带相连，故吞咽时可随喉上下移动。

● 峡部位于第 2～3 气管软骨环水平，在气管表面将两叶连接，有些人峡部不发达，只见结缔组织。

● 约 2/3 人群由峡部向上伸出一个锥体叶，长短不一，长者可达舌骨。锥体叶是胚胎时期甲状舌管的遗迹，随年龄增长逐渐萎缩，故儿童比成年人多见。

● 甲状腺由两层被膜包裹

①内层：甲状腺的固有膜，很薄，紧贴腺体并深入腺体实质内，包腺体组织分成若干小叶。

②外层：甲状腺假被膜，较厚，是疏松的气管前筋膜一部分，只覆盖甲状腺前面和两侧。

③两侧被膜间间隙甚狭，内有动脉和静脉网，甲状腺左右两叶背面的此间隙内，附着 4 个甲状旁腺。

● 甲状腺血供丰富，供应甲状腺的主要动脉如下。

①甲状腺上动脉：颈外动脉的第 1 分支，向内下于甲状腺上极分支后入腺体的前、背面。

②甲状腺下动脉：多起自锁骨下动脉的甲状颈干，自后进入甲状腺下后缘，分布于甲状腺后面和甲状旁腺。

③甲状腺最下动脉：一不对称动脉，约10%人存在，自主动脉弓发出，分布于一叶甲状腺下极或峡部。

● 甲状腺共有3对静脉：甲状腺上静脉、中静脉、下静脉。

● 在气管和食管间两侧的沟内有喉返神经，其起自迷走神经，上行至甲状腺两叶的背面，交错于甲状腺下动脉之间。

● 甲状腺的淋巴管极丰富，淋巴液经滤泡周围淋巴丛引流至气管、纵隔、喉前及颈部淋巴结，故甲状腺癌可沿淋巴管转移至上述淋巴结。

● 甲状旁腺位于甲状腺两侧叶背面内侧，一般有4枚，左右叶各两枚，呈圆形或卵圆形，长0.5 ~ 0.6cm，宽0.3 ~ 0.4cm，厚约0.2cm。

相关链接

● 甲状腺疾病的检查有X线平片、软线摄影、X线CT、淋巴造影、血管造影、核素扫描、荧光甲状腺扫描及组织学和细胞学检查等多种形态学检查方法。超声作为形态学检查方法之一，具有以下优点。

①属无创伤性检查法。

②无X线辐射。

③简便易行，可重复检查，对良、恶性病变的判断有一定价值。

④容易鉴别囊、实性病变，可做甲状腺大小和容积测定。

⑤可检出临床触诊和核素扫描遗漏结节。

⑥对术后患者可寻找临床常不能扪及的复发性甲状腺癌。

⑦提供甲状腺和甲状腺疾病的血流信息。

● 判断甲状腺实质的回声水平时，可以胸锁乳突肌为参照物，正常腺体回声高于肌肉回声；也可以下颌下腺为参照物，正常腺体回声与颌下腺回声相似，呈均匀细密点状。

● 甲状腺结节回声分为极低回声、低回声、等回声和高回声。

①极低回声：回声低于颈前肌群。

②低回声：回声低于甲状腺实质。

③等回声：与甲状腺实质回声相近。

④高回声：高于甲状腺实质回声。

● 甲状腺血流检查时，嘱患者减少吞咽和深呼吸，轻放探头避免挤压甲状腺。正常腺体内血流较少，呈散在点状分布。上下极可见较大的动、静脉。

● 甲状腺厚径测量值意义最大，是判断甲状腺是否肿大的重要指标。正常人平均1.5cm，>2.0cm为可疑肿大，>2.5cm明确为甲状腺肿大。

● 甲状腺后方外侧为颈总动脉和颈内静脉。动脉在内侧，静脉在外侧。

● 甲状腺上动脉较易显示，走行较直，位置表浅。其频谱形态，如图

5-78。

①收缩期急速上升。

②舒张期缓慢下降为低流速血流。

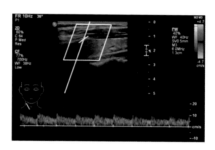

图5-78 甲状腺上动脉频谱

● 正常成年人甲状旁腺最大体积为0.8cm×0.2cm×0.1cm，平均为0.5cm×0.3cm×0.1cm，故正常甲状旁腺超声难以显示。但对增大的甲状旁腺，不论增生还是腺瘤，声像图均可显示。

第七节 涎 腺

1.正常腮腺声像图（图5-79）

2.正常下颌下腺声像图（图5-80）

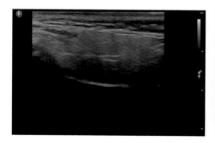

图5-79 正常腮腺

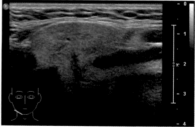

图5-80 正常下颌下腺

3.正常舌下腺声像图（图5-81）

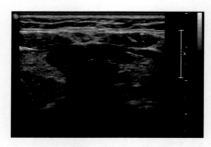

图5-81　正常舌下腺

正常值

  腮腺：

    长约6cm。

    宽3～4cm。

    厚1～1.5cm。

  腮腺导管：

    长5～7cm。

    内径0.1～0.3cm。

  下颌下腺：

    长约3cm。

    厚约1.5cm。

  舌下腺：

    约1.7cm×0.6cm。

扫查方法

  ● 采用10MHz以上线阵探头为宜。

  ● 患者仰卧位，颈后垫枕，头转向健侧使颈伸展，充分暴露患侧。

  ● 腮腺检查：上自咬肌前缘至胸锁乳突肌后缘；下至下颌下腺区，做纵横扫查。当探查下颌角周围的深部腮腺时，应做斜切扫查。

  ● 下颌下腺检查：在下颌下部做相应的纵横斜切面扫查。

  ● 患侧应与健侧做对比扫查。

  ● 如疑有肿瘤时，应对颈部淋巴结进行扫查。

解剖知识复习

  ● 两侧耳前下及耳下的腮腺区获得腮腺图像，一般两侧对称。由浅至深结构见图5-82。

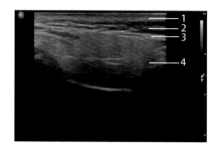

图 5-82　腮腺重要解剖结构

1.皮肤组织；2.脂肪层（浅筋膜）；3.深筋膜；4.腮腺实质

● 腮腺呈倒立的锥体形，尖向下，底朝上。分为上、外、前内及后内四面。

● 腮腺毗邻

①上邻外耳道及颞下颌关节后面。

②外（浅面）邻颈浅筋膜。

③前内面邻近嚼肌、下颌支及翼内肌后部。

④后内面邻乳突，胸锁乳突肌，二腹肌后腹，茎突及茎突诸肌，颈内动、静脉。

● 腮腺分浅、深两部，浅部略呈三角形，上达颧弓，下至下颌角；深部伸入下颌支与胸锁乳突肌之间的下颌后窝内。

● 腮腺管长起自腮腺浅部前缘，至平上颌第2磨牙牙冠颊膜上的腮腺管乳头，分泌唾液入口腔前庭。

● 腮腺内主要血管：颈外动脉及其终支颞浅动脉和上颌动脉，下颌后静脉及其属支颞浅静脉及上颌静脉等。

● 腮腺区淋巴结分三组

①浅表的筋膜上淋巴结，有1～4个，位于腮腺包膜浅面、耳屏前及胸锁乳突肌前缘，有时淋巴组织呈壳样包绕在腮腺腺叶的外围。

②腮腺内淋巴结，位于腮腺筋膜深面的腮腺组织内，紧邻腮腺筋膜。

③深层腺内淋巴结，有4～10个，位于峡部、深叶或面后静脉附近，汇入颈浅、颈深淋巴结。

● 下颌下腺呈三角形或类圆形，大部分位于颌下三角内，也有一部分位于下颌舌骨肌游离缘的后上方，二腹肌前、后腹之间。

● 下颌下腺分深、浅两部分，大部分属浅部，位于下颌舌骨肌浅面（近皮肤侧）；深部位于下颌舌骨肌深面。

● 下颌下腺整个腺体被颈深筋膜浅层包绕。

● 下颌下腺导管长约 5 cm，起自下颌舌骨肌和舌骨肌之间的腺体，至舌系带基部的舌下肉阜。

● 舌下腺切面的解剖结构（图 5-83）

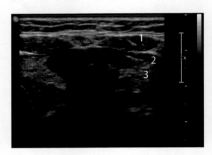

图 5-83 舌下腺切面解剖结构
1.二腹肌前腹；2.下颌舌骨肌；3.舌下腺

● 舌下腺呈枣核状，位于口底黏膜深方、下颌下腺和下颌舌骨肌深面的上方。

相关链接

● 涎腺又称唾液腺，主要有 3 对，即腮腺、下颌下腺及舌下腺。

● 涎腺各有导管通向口腔并分泌涎液，与吞咽、消化、味觉和语言功能有密切关系。

● 正常腮腺声像图为均质细密的中低回声，稍强于正常甲状腺回声。高频超声可见腮腺实质内多条与皮肤平行的回声线，为腮腺内正常腺导管回声。

● 正常腮腺管超声不易显示，偶可见一平行带状回声。导管扩张时易显示。

● 正常腮腺实质除可显示几条大血管及其分支外，一般无血流信号。

● 腮腺内淋巴结收集腮腺和腮腺相应的面部皮肤、眼睑外侧结膜、外耳道、咽鼓管和鼓室黏膜的淋巴，上述部位炎症及肿瘤可致腮腺内淋巴结肿大。

● 部分人体存在副腮腺，常位于腮腺前缘与嚼肌前缘之间、腮腺导管的上方，多数接近于导管的近侧端。炎症及肿瘤常累及副腮腺，易被误认为颊部占位。

● 正常下颌下腺回声特征与腮腺一致，内部为均匀一致中低回声。

● 下颌下腺扫查时由于超声探头宽度多大于下颌的深度（指下颌至颈部

的距离），横径取位难以确定，容易造成斜切，故不测量横径。

● 纵切面在下颌下腺腺体内上部有时可见面动脉及舌动脉的无回声带。

● 下颌下腺鞘内、下颌下腺腺体的表面有3～6个下颌下淋巴结，此外也有淋巴结浅居下颌下腺腺体内。

● 下颌下淋巴结收纳颌面部淋巴回流，故颌面部炎症或肿瘤常先致下颌下淋巴结肿大，有时易与下颌下腺本身占位性病变相混淆。

● 舌下腺较小，边界欠清晰，需应用高频探头，内部回声与下颌下腺相似。纵切时舌下腺内可见舌静脉通过。腺体内无或仅有很少的血流信号。

第八节　浅表淋巴结

淋巴结正常声像图（图5-84）。

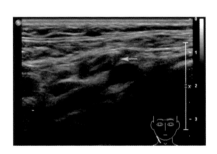

图5-84　正常淋巴结（箭头示）

正常值

L（纵径）/ T（横径）≥2。

95%的正常淋巴结短径 < 0.5cm。

正常下颌下腺及腮腺淋巴结趋圆形，L/T < 2。

扫查方法

● 采用7.5MHz以上线阵探头。

● 扫查部位：颈部、腋窝、腹股沟。

● 头颈部扫查：保持颈部平直。

腋窝扫查：上肢上举，充分暴露腋窝。

腹股沟扫查：双下肢伸直，双脚外展。

● 常规二维超声显示淋巴结最大长轴切面，测量纵横径。

解剖知识复习

● 淋巴结呈扁圆形，似"小肾"，一侧常有凹陷，称为淋巴门，是血管和输出淋巴管出入的部位。

● 淋巴结实质分为皮质和髓质。

①皮质：由淋巴小结和淋巴组织及淋巴窦组成。

②髓质：位于淋巴结深部，由淋巴索和淋巴窦构成。

● 淋巴结血流供应

淋巴结小动脉→淋巴结门→部分进入髓质淋巴索，部分分支循小梁进入皮质→淋巴小结处分支成毛细血管→副皮质区汇合成毛细血管后微静脉→汇合成小静脉与小动脉并行出淋巴结门。

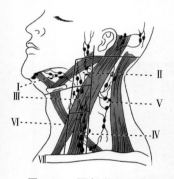

图 5-85　颈部淋巴结分区

● 淋巴窦及淋巴循环途径

淋巴→输入淋巴管→皮窦→髓窦→输出淋巴管→近心端的淋巴管或再流入下一群淋巴结。

● 美国癌症联合委员会（AJCC），根据颈部淋巴结肿瘤转移累及的范围和水平，将颈部淋巴结分为7个区，如图5-85。

①Ⅰ区：颏下和下颌下淋巴结，由二腹肌前腹和后腹围绕，上界为下颌骨，下界为舌骨。

②Ⅱ区：颈内静脉上组淋巴结，上界为颅底，下界为舌骨。

③Ⅲ区：颈内静脉中组淋巴结，上界为舌骨，下界为环状软骨下缘。

④Ⅳ区：颈内静脉下组淋巴结，上界为环状软骨，下界为锁骨。

⑤Ⅴ区：颈后三角淋巴结，后界为斜方肌前缘，前界为胸锁乳突肌后缘，下界为锁骨。Ⅴ区可分上、中、下三区，分别以舌骨水平和环状软骨下缘水平为界。

⑥Ⅵ区：颈前区淋巴结，包括喉前淋巴结，气管前淋巴结和气管旁淋巴结，上界为舌骨，下界为胸骨上切迹，外侧界为颈动脉鞘内侧缘。

⑦Ⅶ区：位于胸骨上切迹下方的上纵隔淋巴结。

● 腋淋巴结（分5群，20～30个）

①外侧群：沿腋静脉排列，收纳上肢浅、深淋巴管。

②胸肌群：沿胸外侧血管排列，收纳胸、脐以上腹前外侧壁浅淋巴管和乳房外侧的淋巴管。

③肩胛下群：在腋窝后壁沿肩胛下血管排列，收纳项、背部淋巴管。

④中央群：位于腋窝中央脂肪组织内，收纳上述3群淋巴结的输出管。

⑤腋尖群：沿腋静脉近段排列，收纳中央淋巴结的输出管，伴头静脉走行的淋巴管和乳房上部的淋巴管。

● 腹股沟区淋巴结（分为深、浅两组）

①浅组

a.上群：排列于腹股沟韧带下方并与其平行，收纳会阴部、外生殖器、臀部和腹壁下部的淋巴结。

b.下群：沿大隐静脉末端纵行排列，收集小腿前内侧及大腿的浅淋巴管，其输出管注入腹股沟深淋巴结。

②深组：位于股静脉根部，收纳腹股沟浅淋巴结和腘淋巴结的输出管及大腿的深淋巴管，注入髂外淋巴结。

相关链接

● 正常人全身300 ~ 400个浅表淋巴结。

● 淋巴系统是人体脉管系的重要组成部分，其内淋巴液经淋巴管向心流动，并经淋巴结滤过后汇入静脉。

①人体患病时，细菌、毒素、癌细胞等可沿淋巴管进入局部淋巴结，即产生淋巴细胞和浆细胞参与机体免疫过程，并对之清除、阻截，此时淋巴结即增大。

②若未能将有害物消灭，病变则会沿淋巴途径继续向远处蔓延。

● 超声探查浅表淋巴结包括颈部淋巴结、腋窝淋巴结和腹股沟淋巴结。

● 淋巴结血流速度测量临床意义不大，RI、PI值在淋巴结疾病鉴别诊断中有一定价值。正常淋巴结PI < 1.6，RI < 0.8。

● 正常淋巴结周围皮质呈低回声（淋巴小结构成）；中间淋巴结门呈强回声（由淋巴结动、静脉，脂肪及淋巴窦构成）。

● 正常颈部淋巴结常见于下颌下腺、腮腺、上颈部、颈后三角区域。

● 淋巴结门可分三类。

①宽阔型：淋巴结门呈椭圆形。

②狭窄型：淋巴结门呈裂缝样改变。

③缺少型：淋巴结门中心的高回声消失。

● 灰阶超声评估浅表淋巴结指标：解剖区域、大小、纵横比（L/T）、边界、内部回声、彩色血流信号、RI及与周围组织关系等。

● 颈部非特异性感染的淋巴结受累一般在同一解剖区域，特异性感染的淋巴结结核及恶性淋巴瘤多累及整个解剖区域及相邻解剖区域。

● 检查颈部淋巴结时，应观察血管有无受压，血管壁是否完整，淋巴结与血管接触的长度，包绕血管的角度，并用探头触诊及吞咽试验来判断血管的浸润程度。

● 淋巴结的横径较纵径有价值

①二腹肌区域的淋巴结横径＞0.7cm，颈部其他部位淋巴结横径＞0.8cm时，应考虑为异常。

②疑有鼻咽喉肿瘤，多发的淋巴结横径＞1.0cm时，应考虑淋巴瘤。

● 淋巴结边界的鉴别意义

①转移性淋巴结和淋巴瘤趋向于有清晰边界（因淋巴结内肿瘤浸润和脂肪沉积的减少，增大了淋巴结和周围组织的声阻抗差）。

②结核性淋巴结边界不清（因淋巴结周围软组织水肿和感染）。

③如恶性淋巴结边界不清，应考虑包膜外漫延。

● 淋巴结门增大主要是因淋巴管和血管数量增加，常与慢性炎症时的增生有关。

● 淋巴结门回声减低，常与良性淋巴结皮质受到的浸润有关。

● 炎症活跃和恶性淋巴结可导致淋巴结门变薄，甚至消失。

● 反应性淋巴结的RI通常呈高阻型，而恶性淋巴结的RI常为低阻型，即较高的舒张期流速。

第九节　眼球及眼外肌

一、眼　球

眼球水平切面（图5-86）。

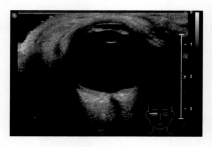

图5-86　眼球水平切面

正常值（表5-20，表5-21）

表5-20　眼球超声测量参考值

部位	参考值（mm）
眼轴长度	23 ~ 24
角膜厚度	0.5 ~ 1.0
前房深度	2.0 ~ 3.0
晶状体厚度	3.5 ~ 5.0
玻璃体长度	16 ~ 17
球壁厚度	2.0 ~ 2.2

表5-21　眼球测量血流参数参考值

部位	PSV（cm/s）
眼动脉（OA）	30 ~ 43
视网膜中央动脉（CRA）	10 ~ 14
睫状后短动脉（PCA）	11 ~ 15

频谱特征

● 所有眼局部动脉血管的频谱与颈内动脉形态类似，为三峰双切迹。

● 眼局部动脉与颈内动脉频谱区别：频谱所显示血流为湍流，无频窗，且与心脏的心动周期完全一致，如图5-87。

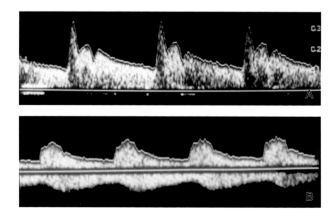

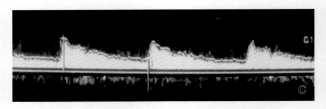

图5-87　眼局部动脉与颈内动脉频谱区别

A.眼动脉；B.视网膜中央动脉；C.睫状后动脉

扫查方法

● 眼超声诊断仪分类

①A型超声。

②B型超声（采用10MHz以上宽频线阵探头）。

③彩色多普勒超声。

④超声生物显微镜（UBM）。

● 横切扫查（图5-88）：10MHz以上眼超声专用小探头，探头标记指向鼻侧，置于钟表面12点和6点处与角巩膜缘平行，为水平横切；探头置于3点和9点处为垂直横切，置于上述各点之间为斜行横切。自角巩膜缘向穹窿部移动探头进行扫查。

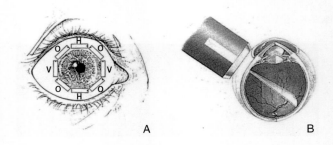

图5-88　横切扫查法

H.水平横切；V.垂直横切；O.斜行横切

（引自：杨文利.眼超声诊断学）

● 纵切扫查（图5-89）：将横切扫查法探头方向旋转90°，探头标记的方向与角巩膜缘垂直并指向上方。

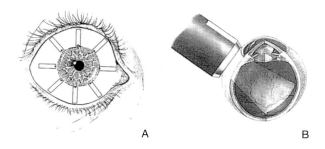

图5-89　纵切扫查法

（引自：杨文利.眼超声诊断学）

● 轴位扫查：探头置于角膜中央，声束经晶状体中央穿过，将眼球后极部以视神经为中心分为两部分。

● 测量方法

①眼轴长度：从角膜前表面中心至球壁外侧面视神经颞侧缘。

②角膜厚度：从角膜中心表面回声至角膜内侧面中心与前房交界处。

③前房深度：从角膜内侧面中心至晶体前囊回声表面。

④晶状体厚度：从晶体前囊中央表面回声至晶状体后囊内侧面的垂直距离。

⑤玻璃体腔长度：从晶状体后囊内膜中央回声至球壁内侧面视神经颞侧缘上。

⑥球后壁厚度：视神经颞侧缘的球壁内侧面至外侧面表面回声厚度（包括筋膜囊的筋膜回声）。

● 视网膜中央动脉：水平扫查显示球后视神经无回声区，并出现红蓝血流时，取样部位在眼球后视神经无回声区距眼球后壁1～2mm，取样容积为1.5mm，用频谱多普勒检测其血流速度。

● 眼动脉及睫状后短动脉：眼球水平切面，显示视神经并对眶内血管进行定位。将多普勒取样框置于眼球后15～25mm处，在视神经两侧寻找类似英文字母"S"的粗大血管即眼动脉。取与声束相平行段血管测量。围绕视神经旁的簇状血流信号为睫状后短动脉，取样点在眼球壁后5～8mm处。

解剖知识复习

● 该切面重要解剖结构（图5-90）。

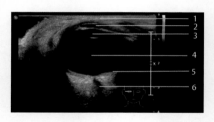

图5-90 眼球水平切面重要解剖结构

1.眼睑;2.前房;3.晶状体;4.玻璃体;5.眼球壁;6.视神经

● 眼分为三部分：眼球、视路、眼附属器。眼球、视路共同完成视觉功能；附属器起保护、运动等辅助作用。

● 眼球解剖结构（图5-91）。

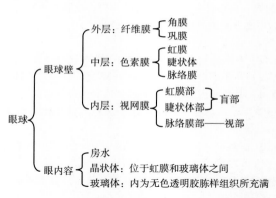

图5-91 眼球解剖结构

● 眼附属器包括眼肌和泪器。
● 眼球水平切面示意图见图5-92。
● 眼动脉系统
①眼动脉。
②视网膜中央动脉。
③睫状后长动脉和睫状后短动脉。
● 眼静脉系统
①眼静脉。
②涡静脉。
③视网膜中央静脉。

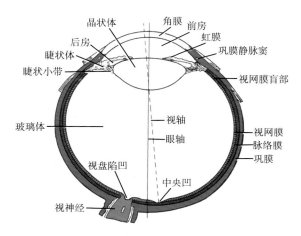

图5-92 眼球水平切面

相关链接

● 行眼部超声检查时，需注意"对侧对比扫查"法的应用，通过双眼的对照和比较，对不易确定的结构可进行详尽辨别。

● 超声仅能对后部巩膜进行检查，眼球前部的角膜和巩膜仅能通过超高频超声——UBM成像显示。

● 眼球为娇嫩器官，手法应轻柔，不宜用力加压，以免损伤眼球。采用多普勒检查时，探头可偏鼻侧或颞侧有一定斜度，血管的显示会更清楚。

● 因眼部血管流速较低，故应将壁滤波调整至最小，以免将低速血管滤出。

● 眼眶主要血管走行示意图及超声取样点见图5-93。

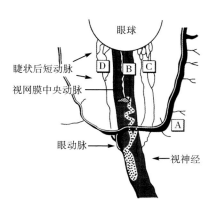

**图5-93 眼眶主要血管走行
及超声取样点**

A.眼动脉取样点；B.视网膜中央动脉取样点；C、D.睫状后短动脉取样点

二、眼外肌

眼外肌长轴切面（图5-94）

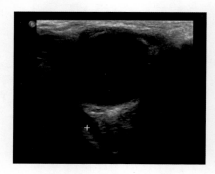

图5-94 眼外肌长轴切面

正常值（表5-22）

表5-22 正常眼外肌厚度

肌肉	正常值（mm）
上直肌/提上睑肌复合体	3.9 ~ 6.8
外直肌	2.2 ~ 3.8
下直肌	1.6 ~ 3.6
内直肌	2.3 ~ 4.7
全部肌肉	11.9 ~ 16.9

（引自：杨文利.眼超声诊断学）

扫查方法

● 采用沿肌肉走行的纵向扫描：将探头置于被检查肌肉的对侧，探头标指向角膜中央和被检查的肌肉，垂直于角膜缘前后来回扫查。

● 肌肉的长轴切面表现为起自眼球周边向球后延续的带状低回声。

● 测量点选择肌腹后1/3处进行厚度测量。

①内直肌：眼球原位，探头置于眼球颞侧赤道部。

②外直肌：探头置于眼球鼻侧，眼球可向外侧转动10°进行检查。

③下直肌：探头置于眼球上方，眼球可向下转动10°进行检查。

④上直肌和提上睑肌复合体：探头置于眼球下方，显示为两个低回声结构，但不易分辨。

相关链接

● 超声测量眼外肌重复性及测量准确性都不十分理想，临床一般不推荐此方法。

● 通过测量眼外肌的厚度诊断相关疾病。MRI优于超声，将更直接，更可靠。

（谢媛媛　秦冰娜　王玲玲　刘　军）

第6章　肌肉骨骼系统

第一节　肩关节

一、肩　袖

正常声像图（图6-1～图6-3）

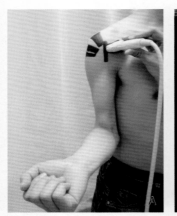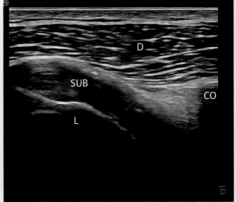

图6-1　肩胛下肌腱扫查体位及长轴切面

SUB.肩胛下肌腱；D.三角肌；L.肱骨头及肱骨小结节；CO.喙突

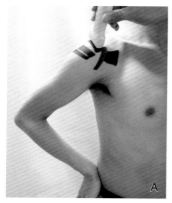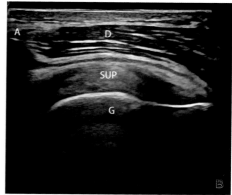

图6-2 冈上肌腱扫查体位及长轴切面

SUP.冈上肌腱；D.三角肌；G.肱骨头及肱骨大结节；A.肩峰

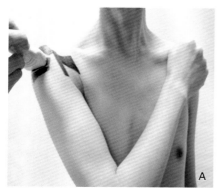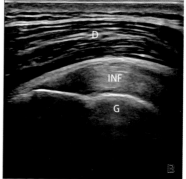

图6-3 冈下肌腱扫查体位及长轴切面

D.三角肌；INF.冈下肌腱；G.肱骨大结节

二、肱二头肌长头腱

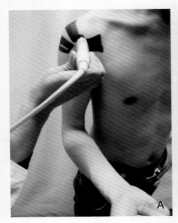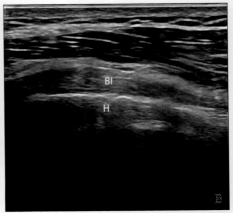

图6-4 肱二头肌长头腱扫查体位及长轴切面

BI.肱二头肌长头腱；H.肱骨

扫查方法

● 肩袖扫查时要特别注意患者体位地调整，不同的肌腱扫查时需对应相应的体位。各个体位的核心是将所扫查肌腱充分拉伸，使之从骨性结构深方牵拉出来，利于声像图显像。运动系统超声扫查过程中，应以骨质强回声为声像图靶点进行寻找。对于肩袖结构，要抓住肱骨小结节和肱骨大结节两个骨性突起。

● 肱二头肌长头腱走行于肱骨结节间沟，扫查过程中，应注意随时调整探头扫查角度，即调整探头跟皮肤间的压力变化，使声束与肌腱结构垂直，避免各向异性伪像。

解剖知识复习

● 肩关节：又称盂肱关节，由肩胛骨关节盂与肱骨头构成。

● 超声检查相关重要结构

①肩袖结构：由肩胛下肌、冈上肌、冈下肌、小圆肌的四个肌腱组成。起于肩胛骨，附着于肱骨头前、上、后面，形成"袖套"样结构。

a.肩胛下肌腱：止于肱骨小结节。

b.冈上肌腱：止于肱骨大结节上部。

　　c.冈下肌腱：止于肱骨大结节后外部。

　　d.小圆肌：止于肱骨大结节下部。

　　②肱二头肌长头腱：起于盂上结节和上盂唇，在关节内下行，经结节间沟出关节腔，约在三角肌止点水平移行为肌肉。它是人体唯一在关节内行走的肌腱。

　　③结节间沟（图6-5）：肱骨大结节和小结节之间的骨性凹陷，容有肱二头肌长头腱和脂肪组织，由致密的滑液鞘包被。

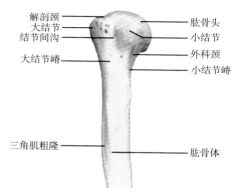

图6-5　结节间沟解剖结构

　　④肩峰下三角肌下滑囊（图6-6）：内衬大面积滑膜结构，是人体最大的滑囊。

　　a.上方：肩峰和喙肩韧带。

　　b.底部：冈上肌腱与关节囊上部的愈合部。

　　c.内侧：至喙突。

　　d.前方：覆盖肱骨结节间沟。

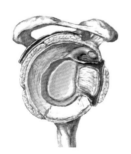
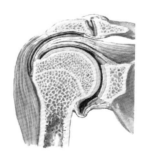

图6-6　肩峰下滑囊解剖结构（图中显示为剖开的囊样结构）

相关链接

●　名词解释

①肌腱：将肌肉和骨相连的纤维状组织束，便于肌肉附着和固定。每一块骨骼肌都分为肌腹和肌腱两部分。

②韧带：由致密结缔组织构成，附着于骨骼的可活动部分，跨过关节附着于另一骨骼。可被动稳定关节和在拉力负荷下帮助维持关节在正常范围内的活动。

③滑囊：运动关节周围的结缔组织扁囊，多数独立存在，少数与关节相通。有利于肌肉骨骼运动，减少肌肉和骨面的摩擦。

● 肩袖结构的作用：可使肩袖肌肉产生各个方向的力矩，以保证肱骨的旋转运动，并对抗三角肌和胸肌的力量。

● 肩袖肌肉在肩关节运动中的作用

①肩胛下肌：内收，旋内。

②冈上肌：外展。

③冈下肌和小圆肌：旋外。

● 从肩关节侧方观察，肩袖附着于肱骨头的次序，由前向后顺序见图 6-7。

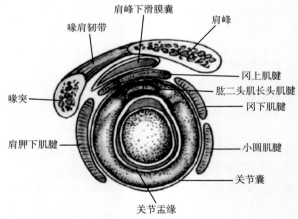

图 6-7 肩袖结构（肩关节侧方）

①9 ~ 11点位：肩胛下肌腱，即前袖。

②11 ~ 1点位：冈上肌腱，即袖顶位置。

③1 ~ 3点位：冈下肌腱和小圆肌的联合肌腱，即后袖。

④11点位（喙突位置）和1点位（肩峰位置）相当于袖顶（冈上肌腱）的前后界。

● 正常肩袖结构前部较厚，向后逐渐变薄。肌腱厚度范围在0.5 ~ 1.2cm，双侧对比差异在0.2cm之内。

● 多数肩袖病变发生在肌腱远端1.5cm范围内，易被超声显示。

● 冈上肌腱是肩袖病变最易累及的肌腱。

● 冈上肌腱肌腱病常合并肩峰下——三角肌下滑囊增厚或积液。

● 冈上肌前部肌腹横断面面积大于后部肌腹，而其肌腱的横断面积小于后部肌腱，即一个较大的前方冈上肌肌腹牵拉一个较小的肌腱，所以肩袖撕裂通常从冈上肌前部开始。

● 冈上肌腱与冈下肌腱超声鉴别见图6-8。

①方法：横断面，冈上肌腱邻近肱二头肌长头腱处为冈上肌腱前缘，自此向后测量1.5 ~ 2.0cm，即为冈上肌腱与冈下肌腱的分界处。

②意义：判断冈上肌腱撕裂是否累及冈下肌腱。

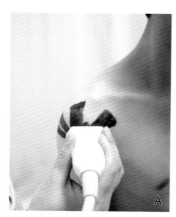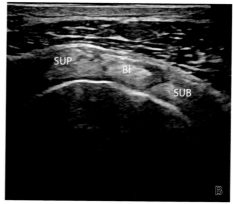

图6-8　冈上肌腱横断面扫查体位及声像图

显示肩胛下肌腱，肱二头肌长头腱与冈上肌腱横断面图像。SUP.冈上肌腱；BI.肱二头肌长头腱；SUB.肩胛下肌腱

● 肱骨大结节和肱骨小结节是关节周围肌肉的附着点。

①大结节：圆隆，朝向前方。

②小结节：尖而突出，朝向外侧。

● 结节间沟为超声鉴别肩胛下肌腱与冈上肌腱的标志性结构，内侧为肩胛下肌腱，外侧为冈上肌腱。

● 肱骨结节间沟深度＜3mm则认为较浅，易导致肱二头肌长头腱脱位。

● 结节间沟内侧壁较窄或有骨赘形成时，可损伤肌腱，致肱二头肌腱鞘炎或肌腱断裂。

● 肱二头肌在肩胛骨上形成两个头：长头和短头。因其有两个起点的优势而与肩产生关节结合。

● 肱二头肌长头肌腱固定结构（头侧至尾侧）

①喙肱韧带。

②盂肱上韧带。

③肱横韧带和胸大肌韧带。

● 肱二头肌长头腱的腱鞘与盂肱关节腔相通，故长头肌腱腱鞘内积液常提示盂肱关节内病变。

● 正常肱二头肌长头肌腱腱鞘内可有少量液体，分布于肌腱内侧即小结节一侧视为正常，分布于大结节一侧或围绕长头腱时，则为病理性。

● 肱横韧带位于肱骨大结节与小结节之间，显示为覆盖结节间沟的纤维带状高回声。肘部固定于身体旁，肩部做内旋和外旋动作，超声可观察肱横韧带完整性和肱二头肌长头腱有无脱位。

● 正常肩峰下三角肌下滑囊厚度＜2mm。

● 肩峰下三角肌下滑囊出现积液时，多积聚于以下三部位之一。

①紧邻冈上肌腱止点的远侧。

②上臂外旋时肩胛下肌腱的前方。

③肱骨结节间沟的前方。

第二节　肘　关　节

正常声像图（图6-9 ~ 图6-11）

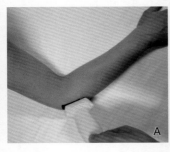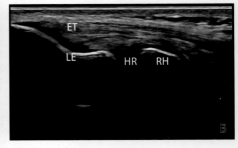

图6-9　肘关节伸肌总腱扫查体位及长轴切面

ET.伸肌总腱；LE.肱骨外上髁；HR.关节间隙；RH.桡骨小头

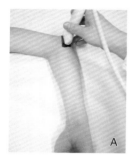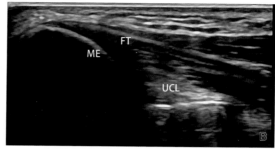

图 6-10　肘关节屈肌总腱扫查体位及长轴切面

FT. 屈肌总腱；ME. 肱骨内上髁；UCL. 尺侧副韧带（部分）

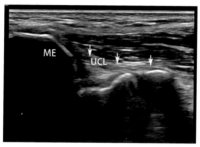

图 6-11　肘关节尺侧副韧带长轴切面

（患者体位及探头扫查位置与屈肌总腱相似，但扫查平面偏尺背侧）

ME. 肱骨内上髁；UCL. 尺侧副韧带（箭头所示）

扫查方法

● 肘关节周围的肌腱分布简单，超声主要关注的是伸肌总腱和屈肌总腱。这两条肌腱分别是前臂伸腕肌和屈腕肌的复合肌腱。超声扫查时，除需要将肢体摆放适当的位置外。还应抓住肱骨外上髁和内上髁两个骨性标志，此两者可以在体表扪及，探头置于其上，沿伸肌群和屈肌群的长轴方向扫查，多可获得满意的肌腱声像图。

● 尺关节内侧的尺侧副韧带是维护关节稳定的重要结构，与屈肌总腱相比，二者均附着区肱骨内上髁，尺侧副韧带附着点较前者低，韧带远端置于尺骨冠状突，位置偏于背侧，所以扫查时探头平面应较屈肌总腱平面向后偏转。

解剖知识复习

● 肘关节：肱骨下端与尺、桡骨上端构成的复合关节，关节囊内包含三个关节。

①肱尺关节：由肱骨滑车和尺骨滑车切迹构成。

②肱桡关节：由肱骨小头和桡骨头关节凹构成。

③桡尺近侧关节：由桡骨头环状关节面与尺骨桡切迹构成。

● 超声检查相关重要结构

①肘部骨性标志

a.尺骨鹰嘴：明显的中线突起（肘的"隆起"）。

b.肱骨内上髁：肱骨下端内侧突起。

c.肱骨外上髁：肱骨下端外侧突起。

②肘外侧

伸肌总腱：前臂后群部分肌肉，包括桡侧腕长伸肌、桡侧腕短伸肌、指伸肌、小指伸肌、尺侧腕伸肌和旋后肌，均以伸肌总腱起自肱骨外上髁。

③肘内侧

a.屈肌总腱：前臂前群部分肌肉，包括旋前圆肌、桡侧腕屈肌、掌长肌、尺侧腕屈肌和指浅屈肌，均以屈肌总腱起自肱骨内上髁。

b.尺侧副韧带（图6-12）：位于肱骨内上髁、尺骨冠突及鹰嘴之间，由3条相互延续的带状结构组成。

前束：较强壮，起于内上髁，附着于冠突的内侧面，伸肘时紧张。

后束：起于内上髁后面，止于鹰嘴内缘，屈肘时紧张。

斜束：较薄弱，位于前束、后束尺骨附着部位之间。

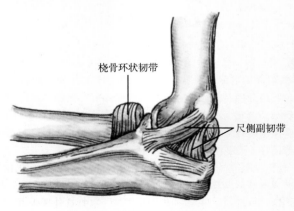

图6-12 尺侧副韧带解剖结构

相关链接

- 肘的屈肌：肱肌、肱桡肌、肱二头肌及旋前圆肌。
- 肘的伸肌：肱三头肌及肘肌。
- 肘关节的神经支配：肌皮神经、正中神经、尺神经、桡神经。

①肱肌、肱二头肌——肌皮神经支配。

②肱桡肌、肱三头肌——桡神经支配。

③旋前圆肌——正中神经支配。

- 如桡神经损伤，屈肘将受到影响，患者前臂下垂，屈肘时手无法接近口部。
- 伸展位时，肱骨内、外上髁与尺骨鹰嘴在同一条横线上；屈曲位时，三者组成一个等边三角形，内、外上髁连线为底，鹰嘴为顶（图 6-13）。

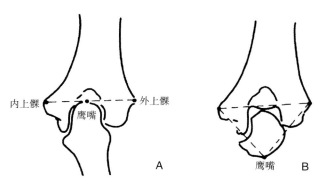

图 6-13　尺骨鹰嘴解剖结构

- 肱骨外上髁炎（网球肘）：伸肌总腱肌腱病，多由于伸肌总腱被频繁过度牵拉，导致部分腱纤维断裂，引起局部微出血，粘连，进而发生肌腱下间隙的慢性炎症。
- 指伸肌腱及桡侧腕短伸肌腱是伸肌总腱的相对重要组成部分，为超声重点观察内容。

①指伸肌腱构成伸肌总腱浅层结构。

②桡侧腕短伸肌腱构成伸肌总腱深层结构。

- 肱骨内上髁炎（高尔夫球肘）：屈肌总腱腱病，发病机制与网球肘相似。为屈肌总腱止点处反复牵拉所致。
- 屈肌总腱对尺侧副韧带提供动态支持，以抵抗外展张力。
- 屈肌总腱较伸肌总腱短，屈肌总腱起点较伸肌总腱宽。

● 尺侧副韧带前束的功能：限制肘部过度外翻，肘部伸直位时对关节的稳定性起重要作用。

● 尺侧副韧带前束也有人认为是由指浅屈肌蜕化而成。

● 尺侧副韧带前方为屈肌总腱，尺侧副韧带前束受各向异性伪像的影响，较屈肌总腱回声低。

● 伸肌总腱起始部和关节囊之间是尺侧副韧带。

● 任何使肘关节被动外翻、过伸动作都可造成尺侧副韧带损伤。损伤后可出现局部充血、出血、肿胀，其周围软组织可发生反应性炎症。

● 超声重点显示尺侧副韧带前束，后束和斜束显示困难。但后束和斜束发病率低，对肘关节稳定作用小。

● 正中神经从旋前圆肌的两个肌腹间穿过，旋前圆肌尺侧头将正中神经与尺动脉分开。

● 旋前圆肌肥大或其中的腱束较粗大，可能造成正中神经卡压，又称旋前圆肌综合征。

第三节 腕关节及手部

正常声像图（图6-14，图6-15）

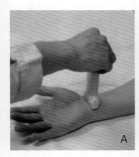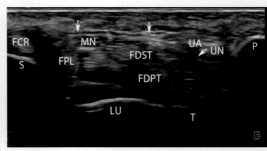

图6-14 腕管扫查体位及横切面

FCR.桡侧腕屈肌腱；S.舟状骨；MN.正中神经；UA.尺动脉；UN.尺神经；P.豌豆骨；FPL.拇长屈肌腱；FDST.指浅屈肌腱；FDPT.指深屈肌腱；LU.月骨；T.三角骨；↓.腕横韧带

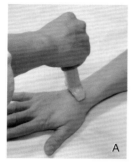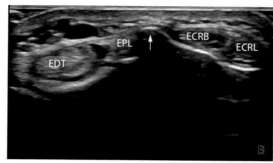

图 6-15 手背侧伸肌管扫查体位及横断面

EDT.指伸肌腱；EPL.拇长伸肌腱；ECRB.桡侧腕短伸肌腱；ECRL.桡侧腕长伸肌腱；↑.桡骨 Lister 结节

扫查方法

● 腕关节超声检查相对简单，可以分为背侧及掌侧两个部位进行扫查。掌侧的主要结构为腕管，由腕骨及附着其上的腕横韧带，即屈肌支持带围绕而成，正中神经行经腕管并紧邻腕横韧带下方。腕管底部由腕骨排列而成，表面走行并非平直，因此超声扫查时，探头声束平面应随时调整，确保声束与深方肌腱垂直，避免误认为腱鞘炎。

● 与掌侧相比，背侧的伸肌管自桡侧向尺侧依次分布，共为 6 组。超声鉴别的关键是确认桡骨远端背侧的骨性隆起，Lister 结节。大多数人，Lister结节可以触及，触诊后在进行超声扫查可以达到事半功倍的效果。以 Lister结节为标志，其桡侧为第 2 组伸肌管，其尺侧为第 3 组伸肌管，依次类推，可逐一扫查和明确每组伸肌管内的肌腱与腱鞘。

解剖知识复习

● 腕关节：即桡腕关节，是指桡骨下端与第一排腕骨间的关节。由椭圆形窝及球面两部分组成。

①窝：桡骨下端的关节面及关节盘的远侧面。

②球面：手舟骨、月骨和三角骨的近侧关节面共同组成。

● 超声检查相关重要结构

①腕关节掌侧

腕管（图 6-16）：腕掌侧的骨纤维管道，由屈肌支持带和腕骨共同构成。

a.后壁近侧：手舟骨结节（桡侧）、豌豆骨（尺侧）。

远侧：大多角骨（桡侧）、钩骨钩（尺侧）。

b.前壁：屈肌支持带（腕横韧带）。

c.腕管内容物：拇指和第 2 ～ 5 指屈肌腱、正中神经。

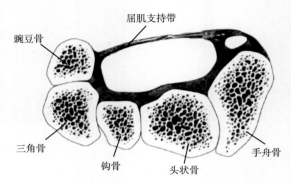

图 6-16　腕管解剖结构

②腕关节背侧

伸肌管（图 6-17）：腕背部浅侧的伸肌支持带（腕背侧韧带）下有 9 个肌腱，均裹以滑膜鞘，经 6 个骨纤维管道达于手背。自外向内分别为：

第 1 组：位于桡骨远端外侧，内含拇长展肌腱和拇短伸肌腱。

第 2 组：位于 Lister 桡侧，内含桡侧腕长、短伸肌腱。

第 3 组：位于 Lister 尺侧，内含拇长伸肌腱及其腱鞘。

第 4 组：内含第 2 ～ 5 指伸肌腱和示指伸肌腱。

第 5 组：位于桡尺远侧关节处，内含小指伸肌腱及其腱鞘。

第 6 组：位于尺骨茎突底部的附近骨沟内，内含尺侧腕伸肌腱及其腱鞘。

相关链接

● 腕管综合征

①定义：腕管体积的减小或内容物的增加导致正中神经受压。

②典型症状：正中神经支配区感觉障碍。患手桡侧 3 个半手指感觉异常，麻木刺痛，病程较长者，可见大鱼际肌萎缩。

③超声表现：远侧腕管内正中神经受压变扁，近侧腕管内正中神经增粗（＞ $10mm^2$），局部腕横韧带向掌侧隆起或增厚。

● 腕管容积减小因素：腕骨变异、腕横韧带增厚。

● 腕管内容物增多因素：腕部骨折、腕骨脱位、创伤性关节炎（骨赘形成）、肌肉变异、局部软组织肿物、滑膜增生、局部血肿等。

● 屈肌支持带由前臂深筋膜增厚而形成，从钩骨和豌豆骨延伸至舟骨和

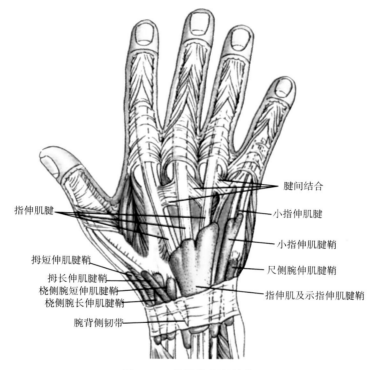

指伸肌腱

拇短伸肌腱鞘
拇长伸肌腱鞘
桡侧腕短伸肌腱鞘
桡侧腕长伸肌腱鞘
腕背侧韧带

腱间结合
小指伸肌腱
小指伸肌腱鞘
尺侧腕伸肌腱鞘
指伸肌及示指伸肌腱鞘

图 6-17　伸肌管解剖结构

大多角骨，可保护腕弓，为指屈肌腱的重要支持带滑车，起保护正中神经的作用。

● 所有腕关节背伸肌均受桡神经支配，因此桡神经损伤后，必然发生"垂腕症"。

● Lister 结节：伸肌管第 2 和第 3 管之间的一个骨性突起，是超声定位的有用标志。Lister 结节有时可为沟槽形，此时拇长伸肌腱位于沟槽内，而不是其尺侧。

● 腕管综合征多见于中年女性，约为男性的 5 倍。

● 腕骨：共 8 块，排成两列，由外向内。

①近侧列：手舟骨、月骨、三角骨、豌豆骨。

②远侧列：大多角骨、小多角骨、头状骨、钩骨。

● 腕部表面结构

①腕部掌侧肌腱（强力握拳并屈曲桡腕关节时显示明显，如图6-18）。

a.桡动脉外侧：肱桡肌腱。

b.桡动脉内侧（由外向内）：桡侧腕屈肌腱、掌长肌腱、指浅屈肌腱、尺侧腕屈肌腱。

②腕背部：解剖学鼻烟窝（图6-19）。

a.外侧缘：拇长展肌腱和拇短展肌腱。

b.内侧缘：拇长伸肌腱。

c.底部：桡骨茎突尖、手舟骨、大多角骨及拇指掌骨底部。

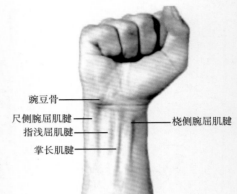

图6-18　腕部掌侧肌腱

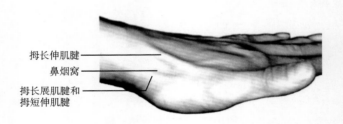

图6-19　鼻烟窝结构

● 桡动脉由腕前经解剖学鼻烟窝至第1掌骨骨间隙。

● 正中神经位于桡侧腕屈肌腱与掌长肌腱之间或掌长肌腱深方。

● 尺神经及尺动脉位于指浅屈肌腱与尺侧腕屈肌腱之间，神经偏内侧。

● 拇长展肌腱和拇短伸肌腱总腱鞘（第1管）是手腕部发生腱鞘炎最多见部位，即桡骨茎突狭窄性腱鞘炎，因常见于抱婴儿的患者，临床亦称"妈妈腕"。

① 典型症状：握重物时腕关节疼痛加剧。

② 超声表现：拇长展肌腱和拇短伸肌腱增粗，腱鞘增厚，增厚的腱鞘内可见血流信号。

● 第4管内伸肌支持带最厚，超声呈带状低回声。

● 第6管内尺侧腕伸肌腱在类风湿关节炎中首先受累。

● 测量腕部及手指肌腱、滑膜和神经厚度时，声束应尽量垂直于检查结构，并进行双侧对比。

第四节 髋 关 节

正常声像图（图6-20～图6-22）

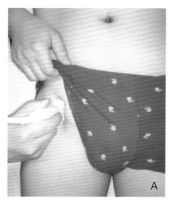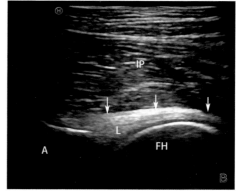

图6-20 髋关节前面扫查体位及长轴切面

A.髂骨髋臼；IP.髂腰肌；L.髋关节盂唇；FH.股骨头；↓.髋关节囊，此处为增厚的髂股韧带

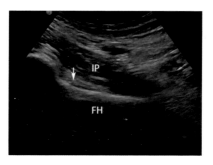

图6-21 髋关节位置相对深在，改用凸阵探头显示关节前面整体

IP.髂腰肌；FH.股骨颈；↓.关节囊，其深方与股骨颈之间为髋关节前隐窝所在

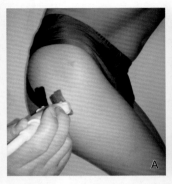 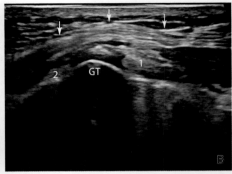

图 6-22 髋关节外侧大转子区域扫查体位及横断面

GT.股骨大转子;1.臀小肌肌腱;2.臀中肌肌腱;↓.髂胫束

扫查方法

● 髋关节前隐窝一般采用长轴切面,探头方向平行于股骨颈,相对人体长轴而言为斜矢状断面。

● 髋关节相对位置深在,特别是关节前隐窝深达股骨颈水平,高频线阵探头往往不能满足穿透力要求。采用中频线阵探头或凸阵探头多能获得良好显像,特别是凸阵探头,虽然局部结构分辨力较差,但可以显示髋关节前方整体图像,在引导关节前隐窝药物注射时最为有效。

● 髋关节外侧的臀肌肌腱附着于股骨大转子,超声扫查时采用横断面图像,识别大转子表面的骨性结构特征是超声显像的关键。大转子横断面图像呈屋脊样改变,屋脊的前坡附着于臀小肌肌腱,屋脊的后坡附着于臀中肌肌腱,二者的浅方为厚韧的髂胫束。

解剖知识复习

● 髋关节:由髋臼和股骨头构成,髋臼周缘附有纤维软骨构成的髋臼唇,以加深髋臼并缩小其口径。

● 超声检查相关重要结构

① 髋前区

关节前隐窝:位于髋关节囊与股骨颈之间,是显示髋关节积液的部位。其前面的纤维层较后面纤维层厚,局部强化为髂股韧带。

② 髋外侧区

a.股骨大转子:股骨颈根部向外突出的粗糙隆起,称大转子;与之对应的股骨颈向后内突出的隆起,称小转子。

b.股骨大转子周围肌腱。

臀小肌肌腱：大转子前部。

臀中肌肌腱：大转子外侧骨面。

大转子后上骨面。

臀大肌肌腱（髂胫束）：大转子浅方。

相关链接

● 超声检查时双侧对比，关节前隐窝增厚（≥7mm）及隐窝不对称扩张（≥2mm）提示髋关节积液。

● 超声所见前隐窝扩张并不能完全确诊为髋关节积液，增生的滑膜也可使前隐窝扩张而表现为低回声，可借助彩色和能量多普勒加以鉴别。

● 臀肌结构（由浅入深）

①臀大肌：起自髂嵴和坐骨背面，其上部肌纤维与下部浅层肌纤维合成一个肌腱止于髂胫束，下部深层纤维止于臀肌粗隆。

②臀中肌：位于臀大肌深方，肌腱附着于股骨大转子外下和后上部。

③臀小肌：位于臀中肌深方，肌腱附着于股骨大转子前侧。

● 臀肌位置特点

①臀小肌最小，位置最深且靠前。

②臀中肌位于臀小肌外后方。

③臀大肌最大且最为表浅，位置最靠后。

● 臀大肌：伸肌功能；臀中肌和臀小肌：外展肌功能。

● 臀中肌和臀小肌肌腱合称为髋部外展肌腱袖，宛如肩部的肩袖肌肌腱。

● 超声是评价臀中肌、臀小肌肌腱病理改变，即所谓"髋袖撕裂"的有效方法。臀中肌前部肌腱病变最常见，臀小肌的病变最少见。

● 由于肌腱在大转子附着处斜向走行，扫查时应避免误将各向异性伪像和局灶性肌腱病、部分撕裂相混淆，应进行双侧对比扫查。

●大转子周围滑囊：臀大肌转子囊、臀中肌转子囊和臀小肌转子囊。

①臀大肌转子囊：位于大转子外侧臀大肌深面和臀中肌肌腱之间，一个或数个。

②臀中肌转子囊：位于大转子外侧的前上部和臀中肌肌腱之间。

③臀小肌转子囊：位于大转子前骨面与臀小肌肌腱之间。

●梨状肌上孔：梨状肌上缘与坐骨大孔之间空隙。由外向内依次有：臀上神经、臀上动脉和静脉。

●梨状肌下孔：梨状肌下缘与坐骨大孔之间空隙。由外向内依次有：坐骨神经、股后皮神经、臀下神经、臀下动脉和静脉、阴部内动静脉及阴部神经。

第五节 膝 关 节

正常声像图（图6-23～图6-25）

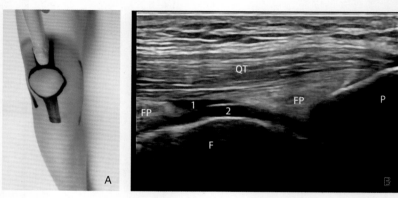

图6-23 股四头肌肌腱扫查体位及长轴切面

FP.髌上囊内脂肪垫；F.股骨；P.髌骨；1.正常髌上囊内液体；2.股骨髁间软骨

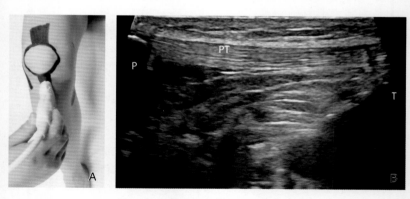

图6-24 髌腱扫查体位及长轴切面

P.髌骨；T.胫骨（受图像宽度影响，并未完全显示清晰）；两者之间的带状强回声即为髌腱（PT）

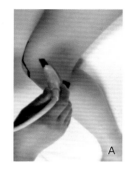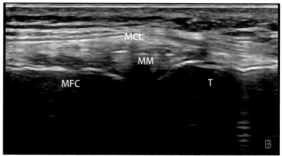

图 6-25　内侧副韧带扫查体位及长轴切面

MFC.股骨内侧髁；T.胫骨；MM.内侧半月板；MCL.内侧副韧带

扫查方法

● 膝关节周围结构位置表浅，常规高频探头能够满足扫查要求。除临床医师要求特定的检查结构之外，膝关节超声扫查一般按前、内、后、外四个区域进行。其中膝关节前方的扫查自上而下依次为股四头肌肌腱和髌腱。扫查时，膝关节应适度屈曲，以紧张股四头肌肌腱和髌腱。

● 股四头肌肌腱深方与股骨之间为膝关节腔的髌上隐窝，也称作髌上囊。正常情况下可以有少量关节液。髌腱自髌骨尖部延伸至胫骨结节，为具有一定宽度的带状结构。超声扫查时应结合短轴切面，以免漏诊。

● 膝关节内侧副韧带为局部关节囊增厚的部分，与内侧半月板紧密结合，是稳定膝关节的重要结构。扫查时，下肢外旋、关节适当屈曲。

解剖知识复习

● 膝关节：由股骨远端的内外侧髁、胫骨近端的内外侧平台、髌骨及关节内外的韧带组成，是人体活动范围最大、运动最复杂的负重关节。

● 超声检查相关重要结构

① 膝前侧

a.股四头肌肌腱（图 6-26）：由股直肌、股内侧肌、股外侧肌和股中间肌的肌腱汇合而成，止于髌骨上缘，止点分为 3 层。

浅层：股直肌肌腱。

中间层：股内、外侧肌肌腱。

深层：股中间肌肌腱。

b.髌腱（髌韧带）：为股四头肌肌腱的延续，是全身强大的韧带之一，位于膝关节囊正前方。上起自髌尖及其后方的粗面，下止于胫骨结节，其中部为关节平面。

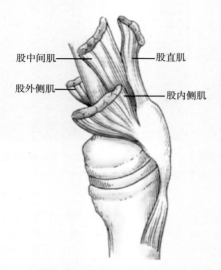

股中间肌———
股直肌
股外侧肌———
———股内侧肌

图 6-26 股四头肌解剖结构

② 膝内侧

内侧副韧带：起自股骨内上髁，向下附着于内侧半月板、胫骨内侧髁，与关节囊及内侧半月板紧密结合，其结构可分为两层。

a.浅层：较长，起于股骨内上髁顶部的收肌结节附近，止于胫骨上端内面，距胫骨关节面为 7 ~ 10cm。

b.深层：较短，构成关节囊的一部分，即内侧关节囊韧带。

③ 膝后部

a.腘窝（图6-27）：肌围成的菱形间隙，位于股骨远端及膝关节后方。

内上界：半膜肌。

外上界：股二头肌。

内下、外下界：腓肠肌内、外侧头。

顶部：皮肤及阔筋膜。

底部：股骨腘面、膝关节囊及腘肌。

b.腓肠肌内、外侧头：腓肠肌为腘窝下界，有两头。

内侧头：起自股骨内上髁。

外侧头：起自股骨外上髁，在腘肌腱及外侧副韧带上方。

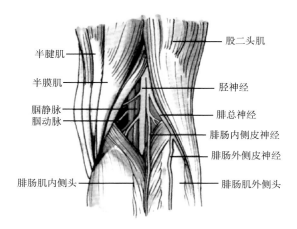

半腱肌 —

半膜肌 —

腘静脉 —
腘动脉 —

腓肠肌内侧头 —

— 股二头肌

— 胫神经

— 腓总神经

— 腓肠内侧皮神经

— 腓肠外侧皮神经

— 腓肠肌外侧头

图 6-27 腘窝解剖结构

相关链接

● 股四头肌为膝关节伸肌，且是唯一的伸展膝肌，它是除臀大肌以外人体第 2 有力的肌肉。

● 股四头肌肌腱断裂，多在髌上发生，常伴有关节囊撕裂。

● 膝关节轻度屈曲位可减少股四头肌肌腱各向异性伪像的发生。

● 髌腱厚度一般小于 4mm，宽度约 20mm。

● 髌腱断裂常发生于髌腱的髌骨附着处。

● 从解剖学角度看，髌腱应被看作一个韧带（髌韧带）而不是肌腱，因为其两端连接于骨骼（髌骨和胫骨）。

● 内侧副韧带功能：保持关节稳定和调节关节活动，是限制膝外翻应力的主要结构。

● 单发内侧副韧带损伤常见于下肢外侧直接暴力导致膝关节外翻不伴旋转。该处压痛常为阳性，可引起邻近软组织肿胀，行走受限少见。

● 腘窝内容物（由浅入深）

①小隐静脉。

②胫神经。

③腓总神经。

④腘静脉。

⑤腘动脉。

⑥淋巴结。

● 腘窝囊肿：亦称Baker囊肿，即与腓肠肌及半膜肌之间的滑膜囊的慢性扩大，常位于腓肠肌内侧头与半膜肌肌腱之间。囊肿可与关节腔相通。一般发生于腘窝的后内侧。

● 腘窝囊肿形成原因

①导致膝关节腔内积液增加的任何因素：如骨性关节炎、半月板病变、关节内游离体等。

②炎性膝关节病变。

第六节　距小腿关节

正常声像图（图6-28 ～图6-31）

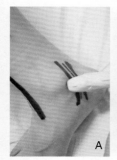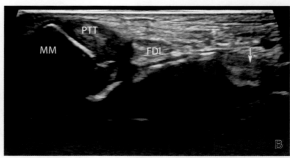

图6-28　距小腿关节内侧屈肌腱扫查体位及横断面

MM.内踝；PTT.胫骨后肌腱；FDL.趾长屈肌腱；↓.姆长屈肌腱

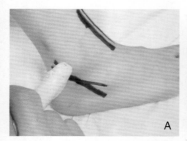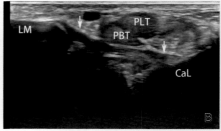

图6-29　距小腿关节外侧腓肌腱扫查体位及横断面

LM.外踝；PLT.腓骨长肌腱；PBT.腓骨短肌腱；CaL.跟骨；↓.跟腓韧带

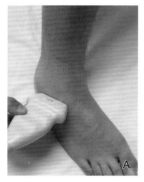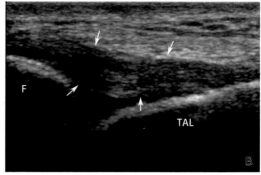

图 6-30 距腓前韧带扫查体位及长轴切面

F.腓骨；TAL.距骨；↓.距腓前韧带

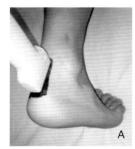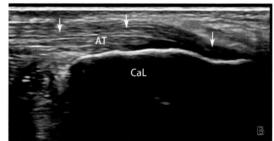

图 6-31 跟腱扫查体位及长轴切面

CaL.跟骨；AT.跟腱；↓.跟腱内部呈纤维层状结构

扫查方法

● 距小腿关节周围走行肌腱较多，内侧肌腱为屈肌腱，控制距小腿关节跖屈，超声扫查时，关节适度外旋，可以使肌腱紧张，利用扫查。探头首先采取肌腱的横断面进行扫查，自内踝向后，依次排列为胫骨后肌腱，趾长屈肌腱和踇长屈肌腱，其中胫骨后肌腱最为粗大，踇长屈肌腱位置最靠后。

● 距小腿关节外侧走行腓骨长、短肌腱，主要控制距小腿关节外翻、外旋。超声扫查时，关节适当内旋可紧张肌腱，易于扫查。同样首先采取肌腱的横断面扫查，声像图以外踝骨为标示，识别其后方的腓骨长、短肌腱。在外踝处，腓骨短肌腱位置较深，紧贴敷于骨表面。

● 距小腿关节外侧最容易识别的韧带为距腓前韧带，与腓肌腱扫查采用类似的内旋体位，使韧带紧张利用显示。超声扫查时，探头一端置于外踝之上，另一端略指向足第1趾，可获得距腓前韧带的长轴切面声像图，韧带深方为距小腿关节侧隐窝，有时可见少量关节液。

● 跟腱是人体最大的肌腱，位置表浅，易于扪及。采用俯卧自然下垂位或脚趾立于检查床，使跟腱紧张。探头直接接触扫查可以获得清晰的跟腱声像图，跟腱的跟骨附着处，肌腱纤维走行方向发生转折，出现低回声的各向异性伪像。

解剖知识复习

● 距小腿关节：由胫、腓骨下端和距骨的滑车构成。关节周围有韧带与软组织加固。

● 超声检查相关重要结构

① 踝内侧

a.屈肌腱（图6-32）：3条，自前向后为胫骨后肌腱、趾长屈肌腱、踇长屈肌腱。分别由各自腱鞘包绕穿过踝管。

胫骨后肌腱：附着于舟骨结节，并向3个楔骨和第1～4跖骨的底延伸。它的作用为足内翻。

趾长屈肌腱：胫骨后肌腱外侧走行。进入足底后分为4个肌腱，止于趾骨远节。

踇长屈肌腱：3条屈肌腱中最外侧一根，位于内踝偏后，进入足底，止于第1趾骨远节底部。

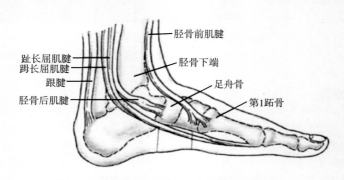

图6-32 踝内侧屈肌腱解剖结构

b.踝管：由屈肌支持带与内踝、跟骨内侧面共同构成，其内自前向后依次容纳胫骨后肌腱，趾长屈肌腱，胫后动、静脉及胫神经，踇长屈肌腱。

② 踝外侧

a.腓肌腱（图6-33）：包括腓骨长肌腱和腓骨短肌腱，均位于外踝后部浅沟内，腓骨短肌腱位于腓骨长肌腱前方，二者近端共用一个腱鞘，远端分别有各自腱鞘。

腓骨长肌腱：止于第1跖骨和内侧楔骨。

腓骨短肌腱：止于第5跖骨基底部。

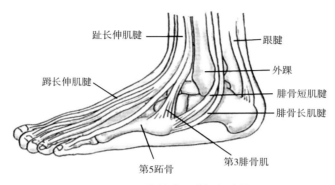

图 6-33　踝外侧腓肌腱解剖结构

b.距腓前韧带：距小腿关节外侧3条独立的韧带之一。起自外踝前缘，向前内延伸，止于距骨颈外侧面。另外两条外侧副韧带为跟腓韧带及距腓后韧带。

③ 踝后区

跟腱（图6-34）：又称小腿三头肌腱，由腓肠肌腱和比目鱼肌腱合成，起于小腿中部，止于跟骨后结节中点。

相关链接

● 距小腿关节周围肌腱均可触及。

①背屈：趾长伸肌腱，跨长伸肌腱。

②背屈并内翻：胫骨前肌腱。

③跖屈：跟腱。

④跖屈并外翻：胫骨后肌腱。

⑤外踝后面：腓骨长肌腱。

● 胫骨后肌腱为内踝最粗的肌腱，在远端呈扇形展开，主要止于足舟骨，可作为寻找足舟骨的标志。

● 趾长屈肌腱内踝水平处直径约为胫骨后肌腱的1/2。

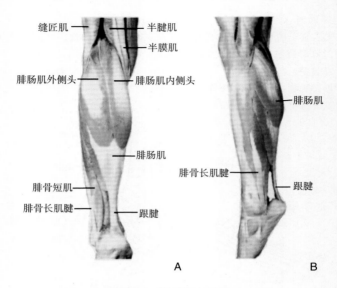

缝匠肌 — 半腱肌

半膜肌

腓肠肌外侧头 — 腓肠肌内侧头

腓肠肌

腓肠肌

腓骨长肌腱

腓骨短肌 — 跟腱

腓骨长肌腱 — 跟腱

A   B

图 6-34　跟腱解剖结构

● 部分踇长屈肌腱腱鞘与距小腿关节相通，故距小腿关节腔有积液时，可扩张至踇长屈肌腱腱鞘内。

● 踝管是小腿后区与足底的重要通道，感染时可借踝管相互蔓延，某种原因压迫踝管内容物，形成踝管综合征。

● 外踝远侧跟骨上有一小骨性突起——腓骨肌滑车，它将腓骨长、短肌腱分开，其上方为腓骨短肌腱，下方为腓骨长肌腱。

● 腓骨长肌腱内有时可见一斑状强回声，后伴声影。其为副腓骨，是腓骨长肌腱的一籽骨，少部分正常人可出现，位于腓骨长肌腱骰骨部转向足底的转折处。

● 腓骨肌腱撕裂多为纵向撕裂，并常累及腓骨短肌腱，原因常为腓骨肌腱半脱位、腓骨外侧骨刺及副腓骨肌腱。

● 临床最常见的距小腿关节损伤为距腓前韧带损伤，约占70%。严重损伤可致距腓前韧带和跟腓韧带同时损伤，单发距腓后韧带与跟腓韧带损伤较少见。

● 距腓前韧带损伤可伴有关节囊的撕裂，导致距小腿关节腔积液，同时液体外溢至踝前外侧软组织内。

● 跟腱是身体最长最坚强的肌腱，长约15cm，其由上而下逐渐变窄增厚，踝后区最窄甚厚，至跟骨结节上4cm处向下渐展阔。

● 跟腱作用：屈小腿，抬足跟，使距小腿关节跖屈，固定距小腿关节。

● 跟腱前后径5～6mm，超声检查应在横切面测量，纵切面测量易倾斜而使数值增大。

● 跟腱断裂常见于中年男性参加体育活动时。损伤部位多见于跟腱附着点上方4～6cm处的乏血供区。跟腱末端很少发生撕裂，因该部位接收来自骨膜血管的血液供应。

● 跟腱完全断裂时，测量踝背屈及跖屈时跟腱断端之间的距离对于治疗方案的选择较重要。

● 跟腱无腱鞘，其远端背侧面、外侧面和内侧面由腱旁组织包绕，以利跟腱滑动，并提供血液供应。

● 跟骨与跟腱之间有跟骨后滑囊（跟腱囊），跟腱与足跟皮肤间有跟腱后滑囊（跟皮下囊）（图6-35）。

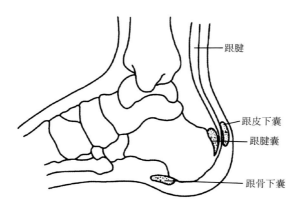

图6-35　跟腱囊与跟皮下囊解剖结构

● 跟骨后滑囊内可有少量积液，一般不超过3mm，跟腱后滑囊正常时超声无法显示，出现积液时可见。

（崔立刚　闫敏芳）

主要参考文献

[1] 李治安.2003.临床超声影像学.北京：人民卫生出版社.

[2] 基思 L.莫尔，阿瑟 F.达利，李云庆，主译.2003.临床应用解剖学.郑州：河南科学技术出版社.

[3] 姜玉新.2003.北京协和医院超声医学科诊疗常规.北京：人民卫生出版社.

[4] 田家玮，任卫东.2000.超声科主治医生400问.北京：中国协和医科大学出版社.

[5] P.E.S.Palmer.张青萍，主译.1997.超声诊断手册.北京：人民卫生出版社.

[6] 舒先涛，曾祥宏.2001.人体解剖学简明图谱.武汉：湖北科学技术出版社.

[7] 曹荣辉，杜起军.2008.简明超声检查正常值手册.太原：山西科学技术出版社.

[8] 周永昌，郭万学.2002.超声医学.第4版.北京：科学技术出版社.

[9] 裘法祖，王健本，张祜曾.2001.腹部外科临床解剖学.济南：山东科学技术出版社.

[10] 梁发启.2002.血管外科手术学.北京：人民卫生出版社.

[11] 周永昌，郭万学.2010.超声医师培训丛书.北京：人民军医出版社.

[12] 夏焙，吴瑛.2001.小儿超声诊断学.北京：人民卫生出版社.

[13] 杜起军，崔立刚.2011.超声诊断临床备忘录.北京：人民军医出版社.

[14] 曹承刚.2007.美丽人体解剖学.北京：中国协和医科大学出版社.

[15] 曹海根，王金锐.1994.实用腹部超声诊断学.北京：人民卫生出版社.

[16] 张岐山，郭应禄.2001.泌尿系超声诊断治疗学.北京：科学技术文献出版社.

[17] 王光霞. 2010.腹部外科超声诊断学.武汉：华中科技大学出版社.

[18] 永江学，杨天斗，主译.2011.腹部超声读片入门.北京：人民军医出版社.

[19] 关根智纪，杨天斗，主译.2011.腹部超声入门.北京：人民军医出版社.

[20] 永江学，杨天斗，主译.2011.妇产科超声入门.北京：人民军医出版社.

[21] 吴乃森.2001.腹部超声诊断与鉴别诊断学.北京：科学技术文献出版社.

[22] 万远廉.2010.腹部外科手术学.北京：北京大学医学出版社.

[23] 张武.2008.现代超声诊断学.北京：科学技术文献出版社.

[24] 陆文明.2004.临床胃肠疾病超声诊断学.西安：第四军医大学出版社.

[25] 张贵灿.2003.现代超声心动图学——基础与临床.福州：福建科学技术出版社.

[26] Harvey Feigenbaum等.王志斌，主译.2009.菲根鲍姆超声心动图学.6版.北京：人民卫生出版社.

[27] 杨娅.2009.超声掌中宝——心血管系统.北京：科学技术文献出版社.

[28] 姜志荣，金利新，卜培莉等.2009.超声心动图学基础与临床.北京：人民卫生出版社.

[29] 张运.1988.多普勒超声心动图学.青岛：青岛出版社.

［30］Abuhamad，A[美].李治安等译.2011.经食管超声心动图技术.天津：天津科技翻译出版公司.

［31］Carlos A.Roldandan，M.D.杨娅主译.2008.北京：人民军医出版社.

［32］唐杰，温朝阳.1992.腹部和外周血管彩色多普勒诊断学.3版.北京：人民卫生出版社.

［33］William J.Zwiebel，John S.Pellerito.温朝阳主译.2008.血管超声经典教程.5版.北京：人民军医出版社.

［34］李治安，勇强.2004.血管疾病超声诊断图谱.北京：科学技术文献出版社.

［35］钟红.2004.临床浅表器官超声诊断学.广州：广东科技出版社.

［36］杨文利，王宁利.2006.眼超声诊断学.北京：科学技术文献出版社.

［37］William J.Zwiebel.郑宇，华扬，主译.2005.血管超声学入门.第4版.北京：中国医药科技出版社.

［38］张缙熙、姜玉新.2000.浅表器官及组织超声诊断学.北京：科学技术文献出版社.

［39］李建初，袁光华，柳文仪，等.1999.血管和浅表器官彩色多普勒超声诊断学.北京：北京医科大学中国协和医科大学联合出版社.

［40］陆恩祥，任卫东.1999.血管超声诊断图谱.沈阳：辽宁科学技术出版社.

［41］徐智章，张爱宏.2002.外周血管超声彩色血流成像.北京：人民卫生出版社.

［42］何文.2007.颈动脉彩色多普勒超声与临床.北京：科学技术文献出版社.

［43］中国医师协会超声医师分会.2011.血管和浅表器官超声检查指南.北京：人民军医出版社.

［44］谢红宁.2005.妇产科超声诊断学.北京：人民卫生出版社.

［45］Peter W.Callen.常才，戴晴，谢晓燕主译.2010.妇产科超声学.第5版.北京：人民卫生出版社.

［46］Peter Twining，Josephine M.Mchugo.李胜利，戴晴，李辉等主译.2009.胎儿产前诊断教程.北京：人民卫生出版社.

［47］于长隆.2003.实用运动医学.北京：北京大学医学出版社.

［48］Bianchi.S.，Martinoli.C 房勤茂译.2014.肌肉骨骼系统超声医学.北京：人民军医出版社.

［49］靳安民，汪华桥.2010.骨科临床解剖学.济南：山东科学技术出版社.

［50］陈金宝.2015.实用人体解剖图谱（四肢分册）.上海：上海科学技术出版社.

［51］Kapandji A.I.顾冬云，戴尅戎译.2011.骨关节功能解剖学.北京：人民军医出版社.